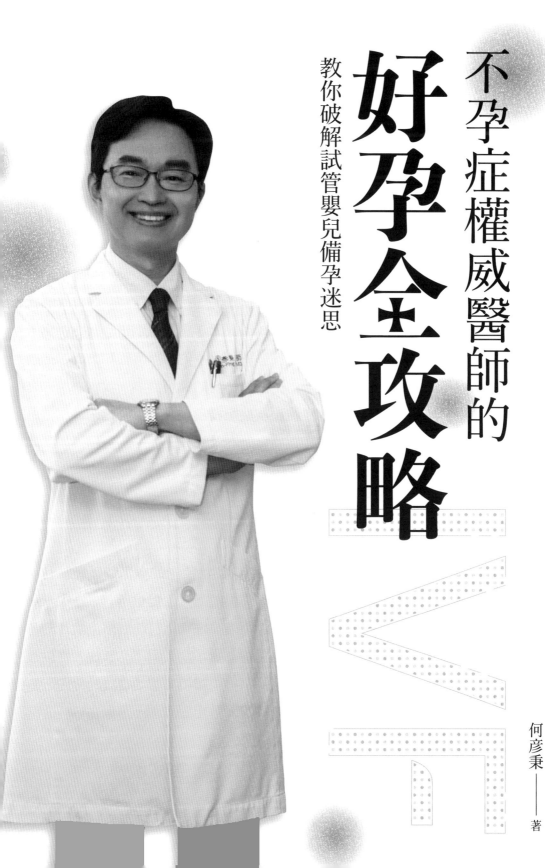

不孕症權威醫師的

好孕全攻略

教你破解試管嬰兒備孕迷思

何彥秉——著

各界專業人士一致推薦（依姓名筆劃排列）

何彥秉醫師用他數十年的專業知識和醫學智慧，透過多年來治療過的案例作導引，提供正確且與時俱進的知識，在這個資訊爆炸的網路世代，幫助被海量資訊淹沒的無助民眾。本書以別出心裁的撰寫方式和淺顯易懂的文字剖析不孕症診斷和治療的標準流程和方針，描繪各種可能面臨的情境和疑惑，揭開不孕症的種種謎團。我衷心地向您推薦這本幾乎囊括了當今主流不孕症服務項目的新生命指南，相信這本書能讓不孕症夫妻願意正視癥結所在，盡早就醫諮詢評估，找到最適合的輔助生殖方式，達到成功受孕生育的目的。

——成功大學醫學院婦產學科教授、成大醫院婦產部生殖內分泌科主任、
臺灣子宮內膜異位症學會理事長 吳孟興

何彥秉醫師以他 20 多年來在不孕症治療上的豐富臨床經驗和專業知識，用最專業的口吻、最清晰易懂的方式，提供所有求子夫妻正確、有效的生育觀念和建議。書中不僅詳細列出目前網路上流傳的各種關於不孕、備孕的誤解與迷思，還針對不同人的不孕狀況，提供最適合每個人的生育療程策略。我誠摯推薦給所有想要寶寶的你，因為這本書能幫助你盡早掌握好孕的關鍵，並用對方法，讓你在備孕的路上，少走一點彎路，寶寶早早來敲門。

——森田藥粧創辦人暨執行長、醫學博士 周俊旭

在拜讀何彥秉醫師的最新大作——《不孕症權威醫師的好孕全攻略》後，對於以常見備孕中的疑問來做切入每一章節的主題，真的是非常棒的構思，也可見從何醫師多年的看診經驗中所挑選出來的這些相關的問題與回答，對讀者來說是多常見以及實用。

——瑪氏獸醫健康亞洲區獸醫醫療教育與品質總監 張俊毅

本書作者何醫師是我任職臺中榮總之同事，何醫師術德兼備，本書累積他數十年醫療第一手經驗，一定可以解讀者之惑，提供最妥適的資料。

——前臺北榮總、臺中榮總院長、國家衛生研究院副院長 許惠恆

何醫師以其豐富的臨床經驗，為不孕夫妻提供了實用的建議，幫助他們在備孕和尋求不孕檢查與治療時克服迷茫。這些寶貴的建議不僅能幫助夫妻們建立信心，還能讓他們更自信地走向健康成功的孕育之路，實現生育夢想。值得每位不孕夫妻閱讀。

——臺灣大學醫學院醫學系婦產科專任教授 陳美州

這本書是備孕族的好孕明燈，所有你想問的試管療程問題都集結在這：從進入療程的時機點、療程的必修和選修項目該怎麼選、正確的養卵觀念，到療程中可能發生的情況，都由專業的生殖權威醫師來回答你。

——SHES 創辦人暨執行長、迷你闆 Cheryl 頻道 Youtuber 陳筱蓉

對於那些一直在不孕不育的旅程中掙扎的人來說，這是一本極為寶貴的書。《不孕症權威醫師的好孕全攻略》並不僅僅是一本關於治療不孕症的書，它是一本承載希望的指南，是一位資深不孕症醫師的心血結晶，也是我所堅信能夠幫助無數懷著希望的家庭的工具書。

——臺灣試管嬰兒之父、TFC 臺北婦產科診所生殖中心創辦人 曾啟瑞

市面上最淺顯易懂的試管嬰兒百科全書！

TEFA 社團法人臺灣凍卵協會不遺餘力地推動普及生育健康意識，在《不孕症權威醫師的好孕全攻略》中，何彥秉醫師以深入淺出的親切口吻回答了大眾在診間、網路上對於試管和凍卵的常見疑問，讓讀者破解迷思第一次就上手！由生殖權威醫師的專業知識提供清楚的決策方向，幫助讀者理解試管嬰兒療程，替難孕、或備孕中的讀者點出一盞明燈！極力推薦！

——TEFA 社團法人臺灣凍卵協會理事長 曾琬婷

何醫師專心致志於生殖醫學，不僅照護女性婦科健康，透過醫學和科技，不管是飽受不孕之苦的夫妻或者是需要生育年齡緩衝空間的女性，都能獲得更多培育下一代的機會。

——藥師小羅西、臺北市藥師公會理事、藥師公會全聯會國際事務委員會副主委、decent rossi 藥師羅西安全保養品牌創辦人、北藥文教基金會秘書長 楊家瑋

〈專文推薦〉
這是一本承載希望的指南

曾啟瑞

臺灣試管嬰兒之父、
TFC 臺北婦產科診所生殖中心創辦人

　　對於那些一直在不孕不育的旅程中掙扎的人來說，這是一本極為寶貴的書。《不孕症權威醫師的好孕全攻略》並不僅僅是一本關於治療不孕症的書，它是一本承載希望的指南，是一位資深不孕症醫師的心血結晶，也是我所堅信能夠幫助無數懷著希望的家庭的工具書。

　　我與何彥秉醫師相識多年，時常在各大醫學會、國際會議碰面，見識了他在不孕症領域的卓越成就，他曾經留學美國史丹佛大學接受生殖醫學訓練，也先後在臺中榮總擔任不孕科的主治醫師、中國醫藥大學附設醫院生殖醫學科主任。因而後續我在創立 TFC 臺北婦產科診所生殖中心時，與何醫師一拍即合，成就了現在這個強大的生殖醫學醫師團隊，他的專業知識和對患者的熱情也使他成為許多人心目中不孕領域權威專家之一，而這本書正是他將這份專業帶給更多人的禮物。

　　在這本書中，何彥秉醫師以親近又專業的語言，深入淺出地解釋了不孕症的種種複雜性、專業術語。無論是初次探索治療選擇的病患，還是正在不孕不育的道路上走了很長一段路，這本書都將為您提供很有價值的建議和信息。從不孕症的基本成因、治療時機、凍卵、胚胎

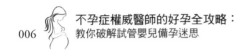

解析到最新的治療選項，每一個話題都得到了醫師 20 多年來集大成的醫學經驗。

在診間裡也很常有病患提出諸多疑問，產生許多的迷思、看了許多網路的案例分享資訊，那些都只是個人（想法）的傳達，並不全然適用在妳或是她身上，人體的生理結構雖然相同，但是難孕問題與面對挑戰受力程度都不同，而專業醫師的實戰經驗，是通過經驗的累績、國際醫學實證的淬煉，是讓你更快可以進入解決問題的捷徑。

對於那些可能感到孤立和壓力的患者來說，這本書也提供了關於心理健康和情感支持的實用建議。不孕症的治療是一個身心俱疲的持久戰過程，我經常見到不孕症的患者有著渴望、期待、失落、勇氣的一面，也見證了許多成功的案例，看到了夢想成真的瞬間，才發覺醫師與病患原來是在同一條陣線上，共同面對量身定制治療方案，終究會有機會擁抱遲來的幸福。這本書的目的就是為了讓更多的人能夠體驗到那種幸福的時刻，並實現她（他）們夢想中家庭的模樣。

如果您正在面臨不孕症的挑戰，或者是一位關心不孕症問題的家人或朋友，我誠摯地建議您閱讀《不孕症權威醫師的好孕全攻略》這本書，它是一個珍貴的資源，將幫助您在零與一百的生育之路上找到明燈。

讓我們一起為未來的好孕祈禱，懷抱感恩，相信希望，堅持不懈。

〈專文推薦〉
遇見何醫師，是我們人生幸運的開始

張俊毅

瑪氏獸醫健康 亞洲區 獸醫醫療教育與品質總監

　　回首過往，我跟內子在求子這條路大概開始於 12 年前（當時我與內子的年齡約 36 歲，屬於高齡求子），由於我們夫妻都是運動愛好者，生活規律也不常吃外食，每年的健康檢查追蹤也無異常，卻遲遲沒有喜訊，其中也試過中藥調養、求神問卜……，雖然我們夫妻倆都是高知識份子，也相信人定勝天，有努力就有收穫，但是唯獨「求子」這個人生課業，讓我們顛覆了這長久以來的信念。當時我們認為高齡以及高工作壓力是我們在求子時的主要障礙，但是在 3 至 4 年的時間中，我們試圖改善所有的外在因素，但卻依然不得其法，所以我們決定尋求專業醫師的協助，也是那時候才有幸與何醫師認識，也因此改變了我們的一生。

　　跟何彥秉醫師大約相識在 9 年前，記得當時我跟內子在挑選醫院時，並不是挑選當時何醫師所任職的臺中榮民總醫院，而是挑選了一家臺中市最著名的不孕症私人醫院，在花費一大筆費用後，因為太制式化的流程，讓我開始思考，我的小孩不應該是在這樣的環境裡被孕育出來，於是毅然放棄後續的治療，而轉往離家較近的臺中榮民總醫院求診。門診前我與內子在看完所有婦產科門診醫師介紹後，選擇

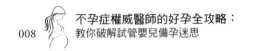

了有不孕症專長的何彥秉醫師來就診，當然這也是我們人生幸運的開始。

何醫師的問診非常仔細，建議我們做相關的檢查，並從相關婦科醫學及實證醫學中找到我們的問題，也才得知三鐵賽事冠軍的內子有一個罕見的婦科疾病「單角子宮」，這疾病導致即使做人工試管受孕成功率都還只是一般人的三分之一左右，這也就是我們再怎麼求神問卜或是中藥調理身體，都無法受孕的原因。雖然後續在接受試管嬰兒治療後我們曾失敗過一次，但經過何醫師的講解與鼓勵，我們坦然面對。感謝內子勇敢地接受了後續一連串的取卵、荷爾蒙治療、植入及懷孕後長時間的臥床安胎，幸運的我們至今也擁有了一男一女的小寶貝，而他們都是與何醫師配合下來的上天恩賜。

在拜讀何彥秉醫師的最新大作——《不孕症權威醫師的好孕全攻略》後，對於以常見備孕中的疑問來做切入每一章節的主題，真的是非常棒的構思，也可見從何醫師多年的看診經驗中所挑選出來的這些相關的問題與回答，對讀者來說是多常見以及實用。從一開始的正確備孕概念、備孕時機、營養調養、夫妻心態的建設、抽血項目的功用與意義、到是否手術以及手術時機點都有詳加說明，就連在人工胚胎植入後的生活中注意事項也都有提及。我在想，如果這本書能在當時內子備孕過程中就出版的話，我們就能夠節省大量的搜尋及討論的時間，心裡也會比較安心。

由於我的醫學背景，比較吸引我的是書本內容後半段的誘導排卵以及相關胚胎準備與著床時需要注意的血液數值討論。由於高階生殖醫療的發展，我們開始更專注於精準調控人體的生理狀態以更適合的

生理環境來孕育試管嬰兒，這可以協助我們在備胎的過程中，以更科學的方式來理解如何做好生活中該注意的事項，對於孕婦以及陪著備胎的另一半的心理健康，真的幫助很大。我們不會再終日惶恐不安，不會害怕面對一堆看不懂的抽血數值，而吃不好睡不好，也可以以正確的飲食來協助胎兒的健康，這真的對我們的心理與精神層面幫助巨大。

　　最後，回應本書章節最後得如何選擇一位好醫師、一間好醫院，這個答案真的因家庭需求而異，而這個答案在一開始我與內人決定尋找不孕症的醫療協助時，我們就討論過了，我想也可以分享給大家。對我們而言，從實際層面的考量，有醫療費用、工作時間的配合、醫院的距離以及醫院的功能。由於內子是高齡產婦而且是先天性單角子宮，所以早產以及突發意外的機率會比較高，所以我們挑選了最近的醫學中心而且具備有早產兒急診照護中心為第一考量，當然最重要的是很幸運的我們遇到何彥秉醫師，一位可以很認真面對你的病史，有耐心及細心的解釋說明病情，並提供最佳的建議，一路陪著我們病患家屬走過最艱辛求子過程的專業不孕症專家。

　　很開心這本書的出版，可以讓有需要人工受孕的讀者們可縮短很多搜尋解答的時間，也預祝大家都能夠努力就有最甜美的收穫。

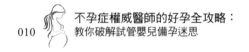

〈專文推薦〉
你終究想要有個寶貝，何不一開始就用對方法？

陳筱蓉

SHES 創辦人暨執行長、
迷你闊 Cheryl 頻道 Youtuber

　　曾經我和先生也為了婚後孕前的備孕檢查掛了「不孕科」門診，療程主要在女方身上，我的病歷直接不分青紅皂白的被貼上「不孕」標籤，我還為此沮喪了一陣子。求子之路已經這麼辛苦，還要一開始就背下罪名，大家是有多大的勇氣才能繼續走下去？在尋找有緣醫師的路上，很幸運的，最終在朋友推薦下遇見了何彥秉醫師，他是唯一一位知無不答，兼具專業及技術，耐心、細心、幽默、傳遞正能量的醫師，一路引領我們搭上「助孕求子號」，走在正途並支持著每個期望有個寶寶的備孕家庭。

　　首先，何醫師根據我們夫妻檢測的數值量身定做一套合適的療程，從數據分析及代表意義、療程計劃擬定及建議，與我們溝通討論後才一起決定。我就像是好奇寶寶一樣擁有著十萬個為什麼，對於將要用在我身上的所有療程細節都想探究原因及理由，甚至也會落入許多「聽說……」的迷思，但何醫師總是耐心仔細解釋，不讓我們帶任何疑問回去。在這個過程中學到很多，也令我十分有安全感，當何醫師解釋環境荷爾蒙及塑化劑是造成不孕症的原因之一時，更啟發我開

發無塑生理用品的決心。療程中，每個步驟、檢驗、用藥、營養品補充都是有理由的，沒有多餘的醫療行為，也防止我們落入「試管迷思干擾療程」。最終，在何醫師及 TFC 團隊的專業細心照顧下，在今年（二零二三年）八月，我們喜獲一對雙胞胎子女，直接跳級升格成為雙寶媽，這份喜悅及經歷充滿著酸甜苦辣且難以言喻的，但，我們終究做到了！

　　懷孕之後，不乏身邊朋友及網友想知道這過程做了什麼讓療程更容易成功，但每個人的身體狀況都不同，何醫師給我的建議也不見得合適每個人，我僅能以自身經驗分享，唯有自己的醫師才是最了解每位個案的身體狀況，而且才是最有資格提供建議的人。既然是自己選擇的醫師，就要相信他的專業，就算聽到很不錯的點子也最好先諮詢醫師的意見，才不會導致療程事倍功半，甚至成為導致療程失敗的原因。

　　還有一類朋友，查找了充足的資料，也詢問過許多案例經驗，就是遲遲卻步於踏進正規醫療，尋求專業生殖醫師的建議，總覺得只是這個月還沒有成功，還想再試試，一拖就是一年半載起跳，別人的孩子都抱在手上了，他們還在原地試。我總問：你們了解自己的現況嗎？知道問題出在哪嗎？為什麼不先諮詢檢查？畢竟檢查是知己知彼，百戰百勝；而且諮詢也不代表進入療程或者非做不可，但這個初期的諮詢至少可以先評估現狀，並替自己找到下一步的正確方向，比起自己原本的方式或者聽信偏方瞎子摸象，在備孕療程的效率上就大大提升了效益。

　　這本書是備孕族的好孕明燈，所有你想問的試管療程問題都集結

在這：從進入療程的時機點、療程的必修和選修項目該怎麼選、正確的養卵觀念，到療程中可能發生的情況，都由專業的生殖權威醫師來回答你。先把正確觀念建立起來，摒棄迷思及偏方，勇敢的搭上「助孕求子號」。迷途中，這本書幫你照亮眼前的路，特別推薦給正在備孕、準備踏上試管療程的新鮮人小白；如果你已經在這療程中，但仍有許多不明白抑或不好意思請教醫師的、未來有備孕打算，想提早多方了解的、關於備孕有很多聽說，想要求證的、想拿出專業搪塞親友長輩們道聽途說的，非常推薦這本書。不要再延誤與幸福相遇的時間點，備孕終究是想抱個娃回家，時間和年紀正是備孕的最大剋星，何不少走冤枉路，跟著明燈走，積極付諸行動，提高備孕效率，早點與幸福相見。

〈專文推薦〉
人生最酷的保險

楊家瑋
藥師小羅西、
臺北市藥師公會理事、
藥師公會全聯會國際事務委員會副主委、
decent rossi 藥師羅西安全保養品牌創辦人、
北藥文教基金會秘書長

前些年，何醫師陪伴我買了一單最酷的人生保險，凍卵讓我不再因為生育年齡的限制惶惶不安，獲得更多緩衝空間，自由掌握人生選擇權，更能靜下心來思考自己真正想要的是什麼。

因為有生育意願，但是還沒有找到適合結婚生子的對象，生理年齡卻持續成長，所以我考慮凍卵已經很久了，但遲遲沒有下定決心。

直到有一次餐敘中因緣巧合，認識了 TFC 的品牌經理 Wan，與她深聊後，被她臨門一腳踢進診間，在何醫師的照護下，一個多月後就完成了手術，下蛋 23 顆成功。

凍卵完後如釋重負的感覺實在太棒了，所以後來我不斷地提醒許多猶豫很久的女孩子，先去抽血檢查身體數值再說，不管要不要凍卵，了解覺察自己的身體狀況都是對自己有幫助的。

還記得第一次見到何醫師，就對他堅定卻溫柔的態度印象深刻，女性不管做過多少次的內診，在躺上診療椅的那一刻都還是會緊張，

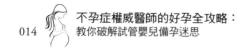

但何醫師的存在與態度，同時有著專業和體貼的同理心，讓人的情緒一瞬間就穩定下來，能更認真地與醫師一起討論自己的未來。

一位很棒的醫師通常很專業，態度和能量都很穩定，擁有體諒病患的心情，而一位很酷的醫師通常還有些幽默感。第一次為了凍卵做內診時，何彥秉醫師指出我的子宮肌瘤問題，同時提醒了一些我未來生育時該注意的事情，解說開刀移除肌瘤與否分別的優缺點，讓我可以再慢慢評估。他說，你看來諮詢凍卵還可以順便做完了婦科檢查，很划算吧！像是在形容買高麗菜他送我蔥一樣，讓還有點緊張的我，在內診檯上不禁大笑，好像是耶，從那一刻起令人緊張的內診檯好像變得溫暖多了。

何醫師擁有不孕症治療和凍卵逾二十年以上的經驗，從抽血到開始注射藥物、反覆的內診跟超音波檢查，到最後的手術及術後修護，何醫師都耐心地重複解說流程，也不會因為我們的猶豫或者重複性的問題感到不耐煩。

對於很多人來說，凍卵或者嘗試試管嬰兒是人生最重大的決定，成果的期待和心理壓力不同於一般治療，因此在這個時刻，醫師解說的切入點和態度非常重要。

非常慶幸在 Wan 的介紹下，我遇到了何醫師，在診間一起探討身體狀況和生理數值時，何醫師會帶著你一起了解自己，數值高低無關乎好壞，只是真實地規劃對自己最適合的方式和目標，同時讓你有最完善的心理準備，迎接後續的療程。

身為藥師，在醫學界培養，從藥學生成長到現在，我一直很欽佩每一位專業的醫療人員，孜孜矻矻學習和精進，就是為了能夠在病患

需要自己的時候，發揮最大的守護力，讓每個人都可以過得更健康。

　　診治人體是一門需要精密和專注的學問，而鑽研醫學將會耗費醫療專業人員極大的生命能量，擔任醫療從業人員者的生活也無法和職業分割，分不出上班下班時間，許多人花費了三分之二以上的時間學習更多醫學知識，在背後支持的動力就是守護病患的使命感。

　　何醫師專心致志於生殖醫學，不僅照護女性婦科健康，透過醫學和科技，不管是飽受不孕之苦的夫妻或者是需要生育年齡緩衝空間的女性，都能獲得更多培育下一代的機會。

　　除了門診和手術衛教以外，何醫師也持續撰寫生殖醫學的部落格，提供詳實精確的醫學資訊，搭配圖片和淺顯易懂的文字，讓民眾可以快速了解不孕症、凍卵、試管嬰兒的原理和施作流程。

　　這次拜讀何醫師大作《不孕症權威醫師的好孕全攻略：教你破解試管嬰兒備孕迷思》時我就非常興奮，身為一個長期撰寫藥學衛教部落格的藥師，我深深理解將專業科學知識轉化為白話文有多困難，因此非常期待何醫師新書。

　　大家時常聽到試管嬰兒和不孕症治療的新聞，就像是生殖醫學冰山顯露在水面上的那一角，底部的大冰山結構盤根錯節，人體內各種系統彼此互相影響。

　　本書中將大家的常見疑惑分類後依照順序闡述，透過解惑將生殖醫學邏輯娓娓道來，同時具體地指點方向和注意事項，讓大家不再迷失在艱澀的醫學語言中，而是可以按圖索驥逐步找出最適合自己的照護方式。

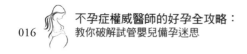

〈自序〉

辛苦過去，留下好孕

何彥秉

TFC 臺北婦產科診所生殖中心副院長

　　各位讀者好，我是何彥秉醫師，目前於 TFC 臺北生殖中心擔任不孕症的副院長兼主治醫師，我是在 TFC 成立後才從臺中上來臺北，在此之前，我先在臺中榮總接受了長達 20 年的婦產科及不孕症專科訓練並擔任 10 多年主治醫師，期間更前往美國史丹佛大學進修一年，在離開臺中榮總後，我到中國醫藥大學附設醫院擔任接近 6 年的生殖醫學中心主任。

　　自從踏入婦產科領域，我就深深明瞭到，這領域中最具挑戰性的議題之一，就是不孕症的治療，因此我從擔任住院醫師開始，就深深被這個領域所吸引，我相信大家也都知道在 2010 年，全世界的「試管嬰兒之父」——Robert Edwards，因其在試管嬰兒研究上的貢獻，榮獲當年諾貝爾醫學獎的肯定，可見不孕症的治療是相當受到矚目的領域。

　　正因不孕症治療是一門擁有尖端科技的醫學技術，在進行治療時需要很多先進科學去支持，而不是那麼直覺性地判斷，然而，大部分不孕症病人的資訊來源往往來自網路或是病人之間的互相分享，坊間更充斥許多的民間傳說或刻板印象，因此當人們在開始接受不孕症治療時，往往會發現怎麼跟他們印象中的既有觀念不太一樣，這也正是我想寫下這本書的原因，為的就是揭開不孕症治療的迷思，讓大家一窺不孕症治療的堂奧。在這本書中，我將會用最簡單的方式，來闡明不孕症治療思維，解析民眾發出的疑問，並系統性分析及介紹臨床上的治療對策，希望透過本書的內容，能夠讓讀者得到更實用的資訊，改變既有的觀念。

　　本書所收錄的問題，是我在診間常常聽到病人所提出的疑問，或者在媒體及網路上看到的提問，我將這些問題整理出來後，一步一步地帶大家拆解，並由淺至深地進行解析。很重要的是，如何讓人意識到不孕症的存在，由於不孕症治療必須跟時間做賽跑，但是大多數的人對於不孕症了解不深，很可能誤以為自己沒有問題，等終於意識到問題時，多半變得較為棘手，本書中我會從如何認知自己可能有不孕症的角度下筆，讓大家知道治療的輕重緩急，哪些情況下須急迫處理，哪些時候可以和緩地去評估，針對尚有充裕時間準備的人，也可以參考書中所提到的保養方針，進行自我調適；如果是已經開始進行治療的人，我也會依治療的強度，從最簡單的藥物治療，到最先進的試管嬰兒治療及人工生殖科技，一步一步介紹大家認識現代醫學是如何治

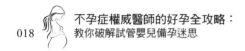

療不孕症。

在將近 30 年的執業生涯裡，我深深體認到不孕症夫妻沒有辦法完成人生階段裡非常重要的一項願望，所歷經的痛苦與無奈。有人說，身為醫師要有一顆「慈悲之心」，所謂的「慈」是讓人得到其心中引頸期盼之所得；所謂的「悲」，則是讓人解除其所承受之痛苦，我認為不孕症的治療就很能體現出「慈悲」這兩個字的涵義，因為這項治療不但幫助人們得到人生中期盼完成的心願，更同時解除了長久以來求而不得的痛苦，這在我認為是件意義非凡的事情。

我常被問到從業過程中是否有最為印象深刻的事情，就我的看法，每個人都是一個故事，所有的奮鬥過程都值得撰述成書，既令人感動也值得尊敬，有時候我也會在自己經營的臉書（Facebook）粉專——「何彥秉醫師的試管嬰兒好孕夢宮場」寫下值得分享的案例，因為有太多深刻感動的事情，在這裡就不再細提每個案例，大家如果想要了解，也歡迎到我的臉書查看。

最後，我想跟所有讀者傳達的是，無論不孕症治療最後的結果是成功或失敗，在治療過程及心路歷程上都會是一種成長，有些人會更珍惜成功的結果，有些人即使失敗了，將來採取其他方式來完整其家庭，也更能讓他們體悟到這些成果得來不易。撇除成功與失敗，在心理層面上這些都是自我進化的過程，因此對於擔憂治療後失敗的人們，我鼓勵他們勇敢踏出來，無論結局如何，對於自我成長都會很有幫助，當然在現今人工生殖科技的加持之下，很多人最後的結局都是

圓滿的，所以千萬不要因此而裹足不前，這樣很可惜，況且很多新科技正在開發及進步，在我剛開始做不孕症治療時很多病人才 20 幾歲，超過 35 歲的病人就會被視為是相對不容易的案例了，時至今日，即便是 50 歲以上，最終完成心願的人也是比比皆是，因此千萬不要忽視這一點，有嘗試才有成功的機會。

　　最後，希望還沒接受治療的你或是正在接受治療的你，都可以好好參閱這本書中所提到的各種實用內容，來幫助你進化到另一個層面，在此也祝福走在求子之路上的讀者們，能夠透過本書順利找到正確的方向與出口。

|目錄|CONTENTS

第 2 章

備孕愈努力卻愈無力？
——別靠無效調養求好孕

第 3 章

身體沒症狀，不孕與我無關？
——夫妻請攜手看診找原因

第4章

各種檢查都做才安心？　085
──慎選項目，以免受苦又沒效！

第5章

想懷孕，該不該動婦科手術？　101
──做決定前的關鍵思考

第 6 章

非得做試管嬰兒嗎？ 119
—— 認識生育治療三支箭

第 7 章

誘導排卵時要追求「自然」？ 137
—— 以為顧身體，其實根本不適合

第 8 章

高勝率胚胎看等級？　163
——體外培養的關鍵一百二十小時

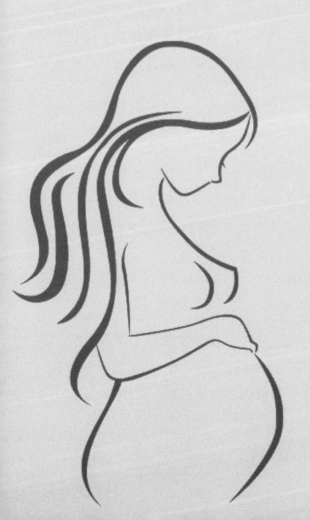

破解備孕迷思，掌握好孕關鍵

「我告訴何醫師『我是很困難的案例』，並且把前面所經歷的通通告訴他，他的神情不僅沒有一絲不耐，還很仔細地聆聽我的狀況，並且跟我討論及說明。過去我的看診的經驗總是只有 5 ～ 10 分鐘，也不太敢提問，但是何醫師完全有問必答。我沒想到第一次看診就花了 40 分鐘，像是上了一堂課。那次看診結束後，我完全清楚知道接下來該做什麼。」

* * *

「這兩年的治療歷程，我也曾迷惘過，但我很幸運地遇到何醫師，在整個療程中他總是非常有耐心地溝通、說明，即使遇到不順利的突發狀況，他也不會讓我感到不安，我總是能看到他那份比我更堅定的信心。」

* * *

「在何醫師安排下，我重新進行了兩次誘導排卵療程及取卵手術，總共取得 16 顆卵子，比之前的狀況還要好很多、很多、很多，一掃之前被其他醫生宣告『可能再也取不到卵』的陰霾，我想我似乎是找到了那位『比我自己更樂觀的醫生』了。」

* * *

「第二次試管植入了鑲嵌型胚胎，其實非常擔心，覺得這是一場賭注。但何醫師為了弭平不安，花了很多時間說明，給了我很多信心，再三考慮後決定植入，給寶寶一個機會，結果很順利地懷孕了。」

* * *

「考量到每顆胚胎得來不易，也擔心胚胎被自然淘汰，在何醫師的判斷下，我接受了子宮內膜容受性檢測，找出子宮的最佳著床時間點，因為何醫師多年的臨床及研究經驗，以我高齡、自身免疫條件的情況下，居然一次植入就中了！」

＊　　＊　　＊

「試管嬰兒療程中何醫師細心追蹤，並提早發現胚胎有狀況，讓我在情況變得無法收拾前，很快獲得良好的處置和控制。順利懷孕後的每次回診，看著超音波時我都感覺何醫師好像比我還開心。」

＊　　＊　　＊

每當我讀到這些真情流露的文字，我都會想起他們因懷孕困難來看診時的焦慮憂傷，也會想起他們產後來拜訪我，懷裡緊緊抱著得來不易的寶寶，笑容燦爛，一家人之間洋溢著難以言喻的幸福，美好而單純。

許多家庭甚至在生產多年之後，還透過臉書和我分享他們孩子成長的點點滴滴。當年的小寶寶，有的已經上大學，是父母最大的驕傲；有的剛踏入青春期，讓爸媽很頭疼……。但無論喜怒哀樂，能與自己的骨肉相伴，參與小孩成長的點點滴滴，擁有孩子絕對是他們生命中最無悔的決定。

踏入生殖醫療領域近卅年，我幫助過超過兩千個懷孕困難的家庭迎來他們的寶寶，其中不乏許多困難案例，如高齡 55 歲的女性、患有嚴重子宮內膜異位症的病人、經歷反覆性流產的婦女，都順利懷孕產下了健康的孩子。

每對來到診間的求子夫妻都各有故事，我一路上陪著他們與時間

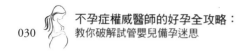
賽跑，度過路程中的每一道關卡，朝向終點邁進。當爸媽終於將小生命捧入懷中，全家人第一次久等的團聚，絕對是畢生最感動、難忘的時刻。

每在這個時刻，為他們感到無比開心的同時，我心底深處也常常湧上不捨的複雜情緒：他們得到孩子的過程，是否可以少一些等待與曲折？這份他們等待已久的幸福，是不是可以更早到來呢？

事實上，在我長達數十年的臨床經驗中，絕大多數的患者，或許只要更早一點來看診、多一點正確觀念、少一些誤導與迷思……，他們懷孕的道路可能順利得多，並且減少許多心力與資源的耗費！

然而時至今日，有關不孕症仍有許多錯誤觀念和迷思存在，有些是根深柢固的偏見，有些則是以訛傳訛、斷章取義的資訊，還有的是刻意為之的行銷操作。求子夫妻若無法正確判斷，就可能無謂地花錢、耗時間，反而讓身體狀況更不利，硬生生讓自己拖入更複雜、困難的處境。

這些似是而非的觀念、迷思分類有哪些？會造成什麼不良的影響？我總結為以下三大類：

一、無效調養，拖延就醫，錯過黃金生育期

「我只要身體健康，什麼時候想生都沒問題。」

「我還年輕，卵巢早衰不可能發生在我身上！」

「備孕了幾年還沒懷孕，其實只是緣分還沒到。」

「大家都在討論『養卵』，我是不是也該來吃肌醇？」

「補充含女性荷爾蒙的保健食品，可以讓子宮更健康。」

「聽說多運動、多泡腳都可以幫助懷孕！」

「生不出來都是女性的問題，與男性無關。」

這樣的說法是不是充斥在你的日常生活中？有些人寧可抱持神農嘗百草的精神，盲信「寧可信其有」而採用各種調養偏方；有些人則像縮頭烏龜，害怕正視自己的生育問題。對於想懷孕的夫妻，這些都是非常不利的作法。

我曾碰過一些求診者，第一次諮詢時卵巢功能尚可，可以用較簡單的輔助方式順利懷孕；但卻選擇服用來路不明的藥方，自己再拚一下。結果呢？等到下次再見面時，寶貴的時間又過去了一、兩年，患者仍舊沒有懷孕，且卵巢功能已大幅退化，令他們悔不當初。

人工生殖技術確實不斷進步，不過，所有生殖專科的醫師都心知肚明，再先進的醫療也無法改變人類的生理極限：卵巢功能會隨著年紀逐漸衰退，而且無法恢復。在懷孕這件事情上，時間是最關鍵的限制因素，所有的努力都無法逆轉時間；在本書中，我將和讀者分享如何有效調養，以及進行有效治療的重要原則。

二、武斷堅持網路見解，白花冤枉錢，甚至有害健康

「有個網友分享，她做了某個檢查，發現了不孕原因。但為何我的醫師沒給我安排這項檢查？」

「很多人都在討論免疫不孕，我不孕這麼久，是不是也有免疫問題？」

「你懷孕不順，應該用這個方法……養卵、子宮回春，效果最好！」

「網路上說，要避免子宮動手術，以免術後沾黏造成不孕！」

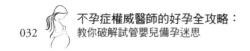

「去看醫生，醫生只會馬上要我們做試管嬰兒吧！」

「網友說，胚胎植入後要盡量臥床，能躺就不要坐、能坐就不要站。」

　　許多懷孕困難的患者，都會在網路上找答案，參考別人的經驗。我很肯定患者重視自己身體狀況的精神。但是，不具備整體的醫療知識、不區分每個人情況的差異，盲信網路上的經驗談、種種說法，很可能害了自己。

　　就拿討論度很高的「子宮動手術」為例，這是患者詢問度很高的議題。無論是堅持不能動刀，或是認為手術萬靈，都是無意義的武斷立場。有些子宮病症對懷孕影響不大，不需動手術；有些則可能演變成癌症，所以需要盡快移除；更有許多病症，需要視病灶的位置、嚴重度，針對個案判定。沒有審視具體情況的武斷見解，常帶來誤導。

　　不孕的診斷和治療，需要完整的醫學訓練，針對患者具體病情，綜觀全局、衡量各種方案的得失、必要性。本書中的內容，將幫助你分辨網路上看到的意見，評估個案的參考價值，以免錯誤資訊讓懷孕更加困難，甚至使健康陷入更大的危機。

三、盲信成功案例，無效益還可能走錯方向

「我的 AMH 值比 Lisa 高，她能自然懷孕，我一定也可以！」

「我朋友採用微刺激療程、自然週期療法都不用打針，聽起來很棒！」

「小吳家做試管嬰兒一次就成功，我用相同的方案，一定也可以。」

「上次李小姐的胚胎只有 3BB，後來失敗了，我是 3BC 比她還差，我無望了……。」

「我姊先是植入 D3 胚胎成功的，我的醫師為什麼要我 D5 植入？」

「好多人都在做 PGS 和 ERA，我也要請醫生一定幫我做？」

「A 醫院的試管嬰兒成功率比 B 醫院高耶！去 A 比較好吧！」

太多人喜歡跟風了。聽到當前流行什麼，或是身旁的人成功懷孕，都會想要「跟進」。你可能會想：「別人這麼做成功了，我照做，不是也會成功嗎？」事情還真的不是這樣。盲目與他人比較、聽信別人的經驗或時下流行做法，往往對治療沒有幫助，還讓你走錯路。

不久前有一個患者讓我印象深刻，她要我務必以「自然週期療法」採集卵子，因為她聽說，這個方式能避免傷害健康。然而，真正的「自然週期療法」，就是一次只採集一顆卵子，可能會將療程拖得很長，耗費大量的時間與預算，這是否有納入考量？而且，其他更有效的方法，何時「有害健康」了呢？整個醫療界竟然都不知道呢！

每個人的身體狀況和條件都不同，需要量身打造，並無所謂一體適用的 SOP 療程。我常常說，人工生殖醫學不是成衣工廠，而是請一位裁縫師，幫每個人訂製一套禮服。透過本書，希望讀者能明白：穿別人的衣服常不合身，自己的尺碼不見得適合他人，優良的醫師將為你打造專屬療程！

每天看到許多夫妻為了圓一個家庭的願，心甘情願地努力與奔波。多年下來，深有感觸。即使條件很棘手、狀況不樂觀，只要患者不放棄，身為醫者我也不會輕言放手：「我會陪著你想出辦法」，這是對患者承諾，更是對自己的要求。

但除了努力與奔波之外，用對方法，做對選擇，更是重要。錯誤的觀念見解，會讓患者不斷的努力，卻無法往目標前進，甚至愈來愈遠。

透過這本書，我蒐集了多年來診間中出現過上千次的問答；所有「希望你早點知道」的苦口婆心；許多患者「原來這樣做不對」的恍然大悟……，都完整呈現在你的眼前。

在本書中，我將坊間常見的錯誤觀念和迷思一一列出及解答，也將化解不孕的醫療知識，以系統化方式、淺白的描述和各位讀者說明。

二十餘年來，我看到許多等待著寶寶參與人生的夫妻們，其實能少走些冤枉路，可以透過更正確而有效的方式，讓幸福，更早來。願這本書，幫助所有想生寶寶的夫妻，順利迎接那位早就等待著來到你們家中的小孩。

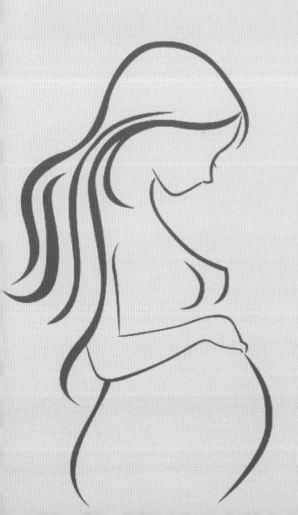

第 1 章

想幾歲生小孩都可以？

——不留神，錯失黃金生育期

讀了本章，你將知道：

1. 什麼樣的狀況，應該要進行生育能力檢查？
2. 如何看出自己是否屬於不孕的高風險群？
3. 當黃金生育年齡已過，該如何把握時間，避免懷孕機率更低？
4. 何時應該就診、找什麼樣的院所，進行生育能力評估？

好孕大哉問

試了一、兩年還沒消息，有必要去看醫生嗎？

Yvonne

年齡：35 歲

職業：廣告業主管

興趣：閱讀、看影集

35 歲想要生小孩，真的很難嗎？

這個問題最近一直縈繞在心頭。說真的，剛結婚那幾年我和老公都在拚事業，沒有小孩倒也樂得自在，月經遲到個幾天就嚇得半死，現在回想起來真是好氣又好笑。

我們現在工作穩定，也有一番小成就。朋友間的聊天話題從要去哪吃喝玩樂，變成誰家小孩會走路、誰準備生第二個，不免讓結婚已經 5 年的我們，開始想像有孩子的生活。

討論後，我和老公決定先順其自然試個一年看看。不料好姐妹知道後提醒說：「妳這個年紀要生，說實在有點晚了，我有

個同事和妳差不多年紀開始認真想要小孩，試了兩年左右都沒消息，去看醫生後才發現問題嚴重，多花了許多錢，吃了不少苦，悔不當初。妳要不要先去檢查一下生育能力是否一切正常？如果沒問題，看個心安也好？」

聽了她的話，當下心裡有點遲疑。一來，我的月經一向規律，所以先前幾年都能成功地用計算安全期的方式避孕。之後只要算排卵週期同房應該就好了；再來，我和老公都不菸不酒、有運動習慣、身體強壯，絕對稱得上比大部分人健康。

在這種情況下，有必要去看醫生嗎？試一、兩年真的沒消息，再去看診吧，不想小題大作！

一、沒懷孕，真的只是剛好嗎？

「醫師，之前這麼多年，我以為沒有懷孕只是剛好沒中而已。想不到竟然是不孕症！」

身為生殖中心的醫師，我遇過許多夫妻，拖到太晚才來就診，讓自己生育能力衰退到很嚴重的時候，才開始進行人工生殖療程，以致於經歷了許多額外的辛苦。我沒和他們說，但我心裡知道：「若是早幾年就正視問題，其實情況會好很多。」

我也知道他們會怎麼回答我：「我之前以為懷孕很簡單，不會有問題啊！」

錯誤避孕＝沒有避孕

其中，最多求子夫妻沒有及早警覺發現的癥結點是：「因為一直

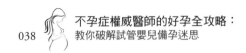

有在（某程度的）避孕，所以一直以來沒懷孕，也是很正常吧？」也許還常常覺得：真是運氣好。

好遺憾，這些夫妻都忽略了，或者根本不知道這個原則：

除非有嚴格避孕，

否則有性生活一年以上卻沒有懷孕，

就屬於不孕症高風險群！

當然，如果有嚴格避孕，一年的性生活沒有導致懷孕是可以理解的。然而，事實是，在我深入問診後會發現，許多夫妻口中的避孕，幾乎全部都是不夠嚴格的。而醫學上，我們可以確定：採用不夠嚴格的避孕措施其實等同於「沒避孕」。

在長期不夠嚴格避孕，也就是沒有避孕情況下，一年的性生活沒有造成懷孕，請想想：是否意味著生育能力很可能出現問題了呢？

當你們正處於生育年齡、有性生活，請一定要檢視看看自己的避孕方式是否正確、嚴格，若你發現原本你以為可以成功避孕的方法，都只是「作心安」的，其實沒有真正避孕效果，而你們很久以來也確實沒懷孕，請一定要提高警覺：我（們）的生育能力，可能出問題了。

表1-1　無效避孕方式整理與說明

有效避孕方式	診間常見的無效避孕方式	為何沒有用？醫師說明白
1. 全程使用保險套 2. 正確服用口服避孕藥 3. 裝設子宮避孕器 4. 使用陰道避孕環 5. 使用避孕貼片	性交中斷體外射精	男性射精前的分泌物仍包含少量精子，就足以讓女性受孕
	愛撫過程中性器官互相接觸，在勃起後才戴上保險套	
	安全期避孕法	排卵日有可能會因為種種原因產生誤差

表1-1　無效避孕方式整理與說明（續）

有效避孕方式	診間常見的無效避孕方式	為何沒有用？醫師說明白
	經期的時候同房	月經期間仍有可能排卵
	未按規定服用口服避孕藥	必須定時、定量、持續服用，才能抑制排卵
	未按時服用事後避孕藥	性行為後 72 小時內為服用黃金時間，愈晚吃避孕效果愈差，若在排卵後才吃，失敗率高達 100%
	性行為後清洗陰道	在沖洗之前，活動力好的精子可能早已經游到子宮頸了

若生育能力良好，一年內懷孕很普遍

為什麼我會這樣說？因為在正常情況下，一對生育能力和生殖功能都正常的男女，每 1 ～ 3 天發生一次性行為，只要沒有正確、嚴格的避孕，理論上有 85 ～ 90％的人會在一年內懷孕。

從臨床的經驗來看，一些 30 歲以下的年輕族群，就算久久才從事性行為一次，懷孕機率也很高。因為精子進入女性的體內後，最多可以存活長達 7 天，如果女性在行房的好幾天後才排卵，仍然有機會受孕，這也是我們常看到青少女或年輕人不小心懷孕的原因。

誰需要擔心生育能力有問題？

事實上，男女雙方生育能力皆正常的情況下，其實相當容易受孕。（也幸好如此，不然人類這種生物早就滅絕了，不是嗎？）

參照世界衛生組織（WHO）的定義，一對男女在沒有採取嚴格、有效的避孕措施下，經過一年規律的性生活後，卻沒有懷孕，就可以

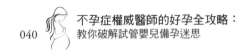

確定生育能力處於低下的狀態。

換句話說，並非只有正在備孕的夫妻、嘗試生小孩好一段時間的人需要留意，假如你符合上述的情境，就算不屬於「正在努力做人」的族群，也很有可能已處在生育能力相對低下的狀態，可尋求專業醫師評估，做好未來的生育規劃。

二、破解常見的生育迷思，跟「我以為」說掰掰

許多人之所以拖延就醫，常是因為抱持錯誤的認知，導致警覺性太低，高估了自己的生育能力，直到面臨想生卻生不出來的窘境。所以本節中，我將帶領大家一一破除生育迷思，掌握正確觀念：

迷思一：我還年輕，怎麼可能生育能力有問題？

其實，環境荷爾蒙傷很大！

許多人以為：「我們還年輕，我以為隨時想生都沒有問題！」

生育能力低下的問題可能發生在所有年齡層。臨床上看到，20幾歲、30出頭的夫妻也都有。為何如此？難以躲掉的環境荷爾蒙，是造成近年來生育能力提早弱化的元凶。

在自然的狀態下，人體內的荷爾蒙控制著生殖功能的正常運作。女性排卵和男性製造精蟲的機制，都是由下視丘指揮腦下垂體分泌荷爾蒙，刺激卵巢和睪丸，分別促使卵子成熟和排卵，以及後者則開始製造精蟲。

然而，在工業時代，人類製造出大量人造化學物質，某些化學物質因結構類似人體荷爾蒙，進入人體後，會發生類似人體荷爾蒙的作

用，與性荷爾蒙的受體結合，直接干擾體內訊息傳達的路徑，引起負責生育功能的器官作用紊亂。

這些化學物質又叫做環境荷爾蒙，也稱為內分泌干擾物，諸如塑化劑、雙酚 A、戴奧辛、防腐劑，以及重金屬鉛、汞、鎘、砷、鎳、等，每人每天都會接觸到數十種，只要極少量就能對生物體產生危害。

它們幾乎無所不在，隱藏在空氣、飲食中，會從塑膠製品、（老舊社區的）水管管線，以及工業廢棄物中釋出到環境中。想像一下這個情景：

卵巢原本是工廠裡安分守己的作業員，何時要動用哪一批卵子都有預先規劃好，井井有條。沒想到，有一群假冒總公司員工的人，進到工廠傳假命令，讓卵巢誤以為要加速工作，以致於提早把庫存的卵子都拿出來用掉了，最後造成卵巢衰竭。

長期接觸大量環境荷爾蒙，會導致卵巢功能紊亂，這就是為什麼現在愈來愈多女性明明才 20 幾歲，卵巢功能卻很差的原因。

國內外許多研究已證實，長期接觸或攝入環境荷爾蒙，不但會導致女性卵巢早衰，甚至誘發子宮內膜異位症；而且對男性也會造成精液品質下降、精蟲數量減少。

迷思二：身材強壯，怎麼可能生育能力有問題？

其實，肌肉猛男也可能有生育能力問題。

許多人以為：「我身材這麼壯，超健康，一定能順利懷孕！」

很多男性朋友以為身材健壯，就代表生育能力強，不會有生育問題，其實這兩者完全不能畫上等號，生育能力的強弱基本上無法從外表判斷。

我在門診中經常可見體態強壯、外表很 man，精液中卻找不到精蟲的案例。其實精子比我們想像中更脆弱，許多不良的日常生活習慣，以及飲食和環境因子，都不利正常的精蟲生成，例如吸菸、喝酒，以及常穿緊身褲、高溫環境下久坐等。

受到傳統觀念影響，男性常比女性更抗拒或羞於談論生育話題。不過，男性一樣有可能有生育障礙，倘若不一起就醫，只會延誤夫妻之間生育的時機。

迷思三：月經有來，怎麼可能生育能力有問題？

其實，有月經並不代表卵巢一定有排卵。

許多人以為：「我月經每個月都有來，代表我的生育能力很正常！」

月經和女性的生育能力息息相關，沒有排卵，就不會有月經，也就不會懷孕，這個生理機制不難懂。

然而，有月經就代表一定有排卵，一定能生育嗎？答案卻是不見得，人類生殖系統就是這麼神奇，生育的關鍵在於有沒有排卵，而不是有沒有月經。

卵巢其實是一個具有雙重功能的器官，除了大家熟知的生殖功能，負責製造卵子以外，還有一個功能是內分泌功能，會分泌通稱為女性荷爾蒙的雌激素，而月經的規律性主要受荷爾蒙所控制。

這兩種功能的退化不會同步，即使卵巢製造出來的卵子，品質已經非常差，導致沒有辦法受孕，月經依舊有可能正常來。所以光是從月經來不來、來的天數多長，都不能非常精確地判斷是否排卵。

月經正常、規律地來都如此，更何況有很多人的月經不規則、經

血量異常，凡此種種都在暗示生殖系統和內分泌出問題，沒有正常排卵的可能性大幅提升，嚴重者還會提早停經。無論現在有沒有生育計畫，都務必審慎以待。

迷思四：生過小孩，怎麼可能生育能力有問題？

其實身體狀態是動態變化，今日並非往昔。

許多人以為：「我們曾經生過小孩，怎麼可能之後有困難！」

一般而言，順利自然懷孕並生產的夫妻，如果身體狀況沒出大問題，一、兩年內再次自然懷上第二胎，都會相對容易。

不過，人的身體狀態不會永遠不變，所謂牽一髮而動全身，有些夫妻隔好幾年之後才想要懷下一胎，事情可能就有變化。這幾年間，生殖系統機能可能已經下降，甚至發生影響生育的病症。即使先前生過小孩，也難保證幾年後不會出現問題。

還有人因為經歷剖腹產，或曾經動過流產手術，產生手術後的併發症，像是子宮腔沾黏、骨盆腔沾黏、子宮外部沾黏，或是自然產的婦女若受到感染，發生內膜發炎、產褥熱等……，這些對子宮造成的傷害，都會讓下一胎自然懷孕變得更加艱難。

以上是有關生育能力的四個錯誤觀念，請趕緊檢視一下，自己是否也落入這些常見的迷思陷阱，以免錯失了最佳的生育時間。

三，把握黃金生育期，因為你在和時間賽跑

考量到生理限制和個人發展歷程，我國衛生福利部國民健康署鼓勵女性在 25 歲到 35 歲間完成生育；而在醫學上，年滿 34 歲以後懷

孕的女性就會被稱為高齡孕婦，生產時超過 35 歲則是高齡產婦，顯示女性年齡大於 35 歲以後，生育能力開始下降，每天都在與時間賽跑。

千萬別被電視上明星高齡產子的新聞給洗腦，奇蹟並不會天天發生，「年齡」就是天條，是影響懷孕成功與否最重要的關鍵。及早規劃、及早發現問題，才能及早做出相對應的準備。

至於為何 35 歲是分水嶺？有以下兩個原因：

35歲，卵子存量和品質急速下降

首先，讓我們從卵子的「數量」談起。

女性卵巢內的卵子數量其實早在胎兒時期，於媽媽體內時就已經確定，從出生那一刻起就不再增加，只會減少。女嬰卵巢內平均有 100 ～ 200 萬顆卵子，成長到青春期大約剩下 25 ～ 30 萬顆，隨著年齡增長，到了 35 歲，卵巢內卵子的數量大約只剩下出生時的 5%，35 歲之後，更是會呈現直線式地快速下滑。

於此同時，卵子的「品質」也會隨之下降。舉個簡單的例子，女性終其一生會排卵 400 ～ 450 次，每次會有一批基始卵泡同時發育，但只有一顆品質最好的「天選之卵」能達到成熟階段，接著被排出，而其他沒有被選上的卵子通通會被淘汰掉。

隨著年齡不同，每次生理期同時發育的基始卵泡數量是不同的，也就意味著最後成熟、排出的卵，篩選的品質並不相同。年輕時的卵泡是從數十、數百個基始卵泡中千挑萬選；年紀漸長後，排出的卵子只能從寥寥可數的基始卵泡中挑出。兩者品質，怎可能相同？

以學校中排名打個比方：A 班級有 100 個學生，從中挑出最優秀的第一名，跟只有 10 名學生的 B 班級挑出第一名，兩者相比，結果

會如何？常理判斷，擊敗更多競爭者的 A 班第一名，實力會更強，對嗎？

同理，年齡對於生育能力的影響，真的不容忽視。

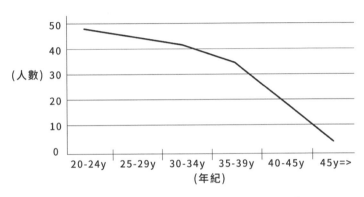

● 每100名女性的年度懷孕率

圖1-1　年齡對女性懷孕率的影響。[1]

高齡懷孕，易影響胎兒健康

與卵子品質有直接關聯的，還有胚胎染色體異常的機率。35 歲以上的女性在懷孕過程中，更容易發生胚胎染色體異常的狀況，且 38 歲之後，染色體異常的機率超過 50%，將直接影響胚胎著床率，導致孕婦早期流產，即便成功懷孕，也會影響到胎兒未來的健康。

除此之外，35 歲以上女性在懷孕和生產過程中，發生妊娠高血壓、妊娠糖尿病、子癲前症胎盤、早期剝離等懷孕併發症的風險，也比年輕女性來得高。若情況嚴重，不幸危害到媽媽和胎兒的生命安全，有時候只得忍痛終止妊娠。

---

[1] 出處：Fertility problems: assessment and treatment NICE Clinical Gudelines, 2017。

表1-2　女性年齡增長，胚胎染色體異常的機率跟著增加。[2]

年齡	胚胎染色體正常率
29	80
35	65
38	50
41	30
44	10

四、關鍵時刻請去看診，做生育力評估

「醫師，確實我們應該更警覺、及早檢查生育機能，但能不能說得更具體一點！所謂的及早就醫是多早？我也不想小題大作、神經兮兮的啊！」

「看來我該去檢查了！但我該到哪裡看診呢？婦產科對嗎？男性要去泌尿科嗎？該去大型醫院更好嗎？」

看完前三節，也許你有這樣的問題對嗎？現在就回答你。

何時該就診？一張表格簡單明瞭

何時該進行生育能力檢查，需要考量的重要因素是年齡。綜合國際相關醫療組織提出的準則，每個人應根據自己的年齡和狀況調整：

表1-3　不同年齡下建議進行生育能力檢查的時機

年齡區間	建議時機
年滿 30 歲	未來有生育意願及規劃，可到生育門診做生育力評估，了解自己當下生育能力狀態，檢查是否有生殖系統異常或早衰的問題。尤其，在未採用嚴格避孕方法的情況下，有性生活長達一年時，須特別留意。
35 歲以下	沒有避孕，經過一年規律性行為嘗試懷孕而沒有懷孕時。
35 至 40 歲	沒有避孕，經過 6 個月規律性行為嘗試懷孕而沒有懷孕時。
40 歲以上	只要有生育計畫，建議立刻安排進行檢查，愈早愈好。

生育門診、不孕症門診哪裡找？

　　根據王瑞生醫師於 2019 年臺北生殖中心發佈的〈生殖百科——受孕與不孕之間〉的數據表示[3]，平均每 6 對夫妻中就有一對有生育障礙；根據國健署《109 年人工生殖施行結果分析報告》提供的數據資料，經人工生殖出生的小孩數量，已佔全年出生數比例約 5%。換句話說，每 20 個新生兒中就有 1 人是透過人工生殖幫助所生下的。[4]

　　不論男女，任何有關生育能力的評估、檢查、診斷和治療，都可以直接到合格的生育門診、生殖醫學中心，或是設有生殖醫學科的醫療院所看診。

　　針對生育障礙的診斷，生育門診或不孕症門診具有更專業的醫療

---

[2]　參見 Franasiak JM, 2014, Fertil Steril。

[3]　參見臺北生殖中心，2019，〈生殖百科—受孕與不孕之間〉，https://www.tfcivf.com/zh/problem-oriented-knowledge-of-infertility-factor/content/39。

[4]　參見衛生福利部國民健康署，2022，《109 年人工生殖施行結果報告》、余祥，2021，〈109 年新生兒創新低少於死亡數人口首度負成長〉，中央社，https://www.cna.com.tw/news/firstnews/202101080050.aspx。

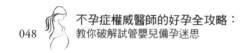
團隊，能提供比一般婦產科及泌尿科更完整、詳細的檢查項目和醫療
照護。

表1-4　不同科別的診療重點比較

一般婦產科	泌尿科	生育門診或不孕症門診
● 診療項目包含各種婦科疾病、懷孕、生產問題 ● 可能無法處理較複雜的生育障礙 ● 並非所有婦產科醫院、診所都可提供輔助生育技術	● 男性生育障礙可至泌尿科諮詢，但並非每間醫療院所的泌尿科皆有能力及設備做精液檢查 ● 若有受孕障礙，多數泌尿科不提供輔助生育技術	● 有能力同時診斷男、女雙方不孕的問題，夫妻不需要跨科看診 ● 具備更完整的資源，針對生育障礙提供精確檢查，並可施行輔助生育治療

而我們說的生育門診、生殖醫學科，坊間又稱為不孕門診或不孕
症專科。提到「不孕」，我理解有些人會有排斥心理，並對不孕科有
誤解，包括：

● 以為只有確認不孕症的人才需要看不孕門診

● 看不孕門診就是要做試管嬰兒

● 被診斷屬於不孕症，就表示完全、永遠無法生育

這些都是錯誤的。

其實醫學上所說的不孕症（Infertility），大部分情況並不是真的
不能懷孕，只是生育力低下（Subfertility）或所謂的難孕而已，真正
完全沒有卵子、子宮、精子，因而絕對無法懷孕的案例相對罕見。

即便被診斷為不孕症，不見得必須馬上接受治療，多數病患日後
懷孕的機會也不是零，醫師會根據個別情況，給予適當的建議和協助。
只要把握時間，及早求助專業、妥善運用現代醫學技術，仍有很大的
機會可以成功達成懷孕的目的。

好孕醫師答

及時就醫檢查，就是最好的備孕計畫

最後，回應 Yvonne 的提問，我會斬釘截鐵地回答：「建議妳和老公立刻去看診！」

如果結婚這麼多年來，都是實行安全期避孕這種並非絕對有效的方式，言下之意，其實你們「沒有避孕」的時間已經長達 5 年，而這中間卻從來沒有懷孕。雖然沒有其他明顯的症狀，仍有可能有潛在的生育障礙。

再加上妳年屆 35 歲，老實說，已經沒有本錢再順其自然和拖延了！既然有想要小孩，你們不妨一起進行生育能力檢查，找出多年來沒有懷孕的原因，以便趕緊處理。即便完整檢查後確實沒發現問題，也能儘早規劃備孕的下一步。總之，切勿虛耗生育最重要的資產：時間。

總結來說……

- 無論有沒有生育計畫，一對男女在沒有避孕的情況下，規律行房超過一年沒有懷孕，就算有生育障礙。

- 即使年紀尚輕、身材強壯、月經都有來，還生過小孩，仍然有可能存在生育問題。

- 35 歲是女性黃金生育期的上限，在這之後，卵子庫存量和品質都會快速下滑，除生育能力下降外，高齡懷孕也容易影響胎兒健康。

- 35 歲以上的夫妻若嘗試懷孕超過 6 個月未果，就應該去不孕症門診檢查；超過 40 歲以上有生育計畫，應立刻就診進行檢查。

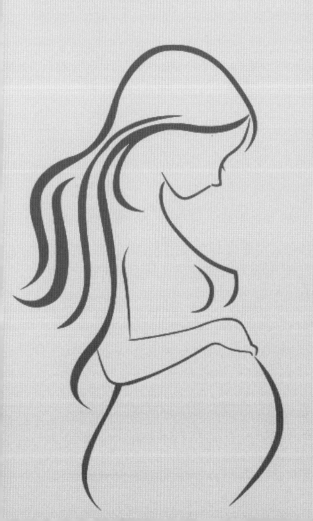

第 2 章

備孕愈努力卻愈無力？

——別靠無效調養求好孕

讀了本章，你將知道：

1. 哪些是讓你愈努力愈傷身的調養迷思？

2. 哪些營養補充品對備孕真的有好處？為何有好處？

3. 吃助孕保健品，有哪些注意事項？

4. 如何做好懷孕準備，才不會白費力氣？

好孕大哉問

各種助孕方法都做了，為什麼還是沒有成功？

Cindy

年齡：33 歲

職業：行政人員

興趣：做菜、烘焙

　　我和老公都很喜歡小孩，加上公婆年紀也大了，我們殷殷切切期待盡早為家裡增添新成員。無奈天不從人願，結婚兩年多，我的肚皮始終無消無息。

　　這一年來，我們做了很多功課，積極嘗試各種方法助孕。網友說哪裡的註生娘娘很靈驗，我們立刻跑去拜；很多人說不錯的營養保健品，我們跟著吃，包含肌醇、葉酸、DHEA、Q10、綜合維他命、雞精一樣都沒有少；怕苦的我，連婆婆抓來的包生子藥方都天天吞下；老公還把菸給戒了，精神可嘉！

　　我和老公兩人都笑說，人生從來沒有這麼自律過，這麼的努力就是希望趕快把身體調養好，變成容易懷孕的體質。

大家都說 35 歲是女人生寶寶的臨界點，我還剩下最後兩年，一定要好好拚拚看。不知道現在這樣補，還有缺少什麼嗎？另外，下個月我們還掛到了同事介紹的知名中醫，先調養看看再去看西醫，應該不會太遲吧？

一、很多人做不代表正確，當心愈調愈傷身

對於有生育困難的人來說，如果吃一些營養品就能成功自然懷孕，那該有多好？會有這種想法可以理解，無可厚非。但令我擔心的是，坊間太多毫無醫學根據的資訊流竄，求子心切的大家若照單全收，不僅無法達到預期效果，還浪費金錢、拖延就醫，嚴重影響身體健康。

為了破除那些似是而非，甚至完全錯誤的備孕方法，讓我用科學證據告訴你：以下常見迷思，請一定要避免！

迷思一：求個偏方，寧可信其有！

包生子秘方恐傷心又傷身。

「從廟裡求來的藥方，是一般藥店買不到的呢！隔壁媳婦喝沒幾帖，馬上就懷孕了！」

不是從正規、可靠管道取得藥方，先不論是否有效，這些來路不明的藥物本身就很危險。

我曾經碰過一位腎臟功能較差的不孕症患者，第一次見她還正常，過一陣子再看到她，咦！怎麼整個人腫一圈，一問之下才知道，她這半年來嘗試不少偏方，後來抽血一驗，果然體內的汞重金屬超標，

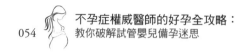

卵巢的功能也大幅衰退。悔不當初！

　　要知道重金屬、化學物質或環境荷爾蒙，對卵巢和胎兒發育都有危害。固然你有神農嘗百草的精神，也務必要去看合格、合法的中醫，絕對別迷信來路不明的偏方和秘方。

迷思二：服用男性荷爾蒙補精？

　　長期會影響造精功能。

　　「吃男性荷爾蒙，可以增精助孕喲！」

　　有健身習慣的男性都知道，健身界有個不能說的秘密：服用睪固酮等男性荷爾蒙，可以幫助你練出更強、更大的肌群。很多人不知道的是，這雖然可以增加男性雄風，同時卻有可能害你生育力變差。

　　當血液中男性荷爾蒙的濃度上升，會讓腦下垂體誤以為男性荷爾蒙的濃度足夠了，便減少供應刺激睪丸製造精子的荷爾蒙給睪丸，最終使得精子減少、精液品質下降、睪丸萎縮。

　　男性荷爾蒙並不是補充愈多，肌肉變得更 man，就會對生育有幫助。錯！不當服用的效果會適得其反。千萬不要亂吃。

迷思三：肌醇能養卵？

　　卵子庫存量低的人不能吃。

　　「很多人都在吃肌醇養卵，不如我也來試試吧！」

　　肌醇是維生素 B 群的一種，也稱為維生素 B8，具有調節女性生育機能的效果，主要存在於動物的內臟和全穀類、高麗菜、柳橙等蔬果中，飲食均衡的狀態下，一般都能攝取到標準的量。

有些醫師會建議患有多囊性卵巢症候群的女性服用肌醇，用以減弱過於旺盛的卵巢功能，可以改善排卵障礙。結果這個處方被錯誤理解，在網路和廣告的渲染下，肌醇猶如備孕聖品，很多人一看到它好像能改善排卵，就趨之若鶩。

重點在於，肌醇並不是人人都能吃！它對不是多囊性卵巢症候群的人沒有太大幫助，還有可能讓卵子變少。所以卵子庫存量已經低落的人更是要避免食用。

像本章開頭案例的 Cindy，還未釐清自己的狀況，就亂服用肌醇，恐怕只會造成反效果。任何人服用之前，都務必向醫師諮詢。

迷思四：為了懷孕，我要加緊運動！

適度可以，過度有害。

「運動可以增加生育力？每天半馬跑起來！」

運動到底能不能改善生育能力？如果你是因為肥胖造成生育困難，運動減重多少有幫助；但假如不是，找出原因對症下藥才是你最優先的選擇。

而且，運動有益身體健康的前提，是建立在「適度」運動上。很多人平常沒有運動習慣，一下子把運動的強度拉高、時間延長，其實對身體都是負擔和耗損，還會影響生育能力。以女性來說，嚴重的情況會造成月經量變少，甚至不來，例如有些女性長跑運動員會出現閉經現象（Runner's Amenorrhea）。

建議備孕夫妻循序漸進增加運動。如果原本沒有運動習慣，一開始可以先快走，等習慣之後再開始短距慢跑，等到能享受在其中後再慢慢增加。如此，不僅能達到一定的運動量，又不會傷身；至

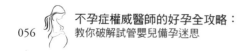
於平常就有運動習慣的人，備孕時可以繼續維持沒問題，但亦不宜
過度。

迷思五：喝雞精，補卵子？

　　到目前為止，沒有任何科學根據。

　　「雞精營養好吸收，網路上說可以提升卵子品質！」

　　很多求子夫妻會問我，喝雞精能不能幫助懷孕？聽到這個問題總
令我有些哭笑不得，真不知道這樣的假訊息從哪來。

　　首先，在美國國家生物技術資訊中心（NCBI）旗下全球最大的
生物醫學文獻資料庫上，以雞精的英文名稱「Chicken Essence」查詢，
其和卵巢、卵子相關的公開文獻篇數是零。也就是說，雞精能提升卵
子品質一說，目前在科學和醫學上完全沒有依據。

　　雞精的主要營養成分為蛋白質，蛋白質雖然是人體不可或缺的營
養素，但日常生活中許多食物，包含魚、肉類、大豆等都能攝取到。
只要均衡飲食，不必額外再喝雞精，更何況雞精裡的鉀和鈉含量往往
較高，要特別留意。

　　現代社會資訊傳遞快速，網路上充斥著許多不正確、誤導人的健
康資訊。即使真有人說自己透過這些方式求子成功，實際上也只是倖
存者偏差──他們本來就會成功懷孕的。與其兜一大圈，還讓自己的
生育能力變得更差，倒不如抓緊時間及早看醫生，理解自己生育力的
真實情況。

二、別再瞎吃了！保健品你只需要這3種

　　面對琳瑯滿目的保健食品，有的主打「備孕調理」，有的能增加「好孕體質」，還有宣稱「全方位機能調理」。腦波弱一點的人，可能就全部都買來吃吃看。但你有想過你真的需要這麼多嗎？每一種對提升生育能力的營養品真的都有幫助嗎？

　　要得到這些問題的答案，讓我們先用一個比喻理解原理──

　　請把製造卵子、精子的卵巢和睪丸想像成一間工廠，要製造出終端產品，得滿足三個條件：

　　1. 充足的原料

　　2. 穩定的電力

　　3. 沒有過度被破壞、折舊的工廠

　　額外補充保健食品，如果能提升上述三個條件的滿足程度，將有助於卵巢和睪丸的產線更順利地運作。這類值得考慮的保健品包括以下幾類：

第一類：卵泡生長和精子製造的原料來源

　　第一類是能作為促進卵泡發育和精子製造的原料，以女性來說，常見的營養素有 DHEA，男性則是鋅。

DHEA（俗稱抗壓荷爾蒙）：供卵巢功能下降者使用

　　DHEA（脫氫表雄酮），它是男性荷爾蒙和女性荷爾蒙轉化過程中的中間產物，如同工廠生產線其中一環的原料來源。當卵巢內的抗壓荷爾蒙不足以應付所需時，卵泡發育可能會出現問題而萎縮。

　　適度補充抗壓荷爾蒙可以幫助卵泡發育得更好，卵巢功能衰退、

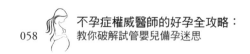

卵子庫存量較低的人補充，確實能緩解卵泡成長困難的問題，有助於後續在人工生殖治療階段取得更多卵子。

不過，抗壓荷爾蒙終究屬於荷爾蒙類的物質，使用前一定要經由醫師評估診斷後使用，尤其患有多囊、巧克力囊腫、子宮內膜異位症和肌瘤的人，不適合長期服用，有可能會讓疾病變得更為嚴重，千萬要小心。

鋅：與精蟲活動力息息相關

鋅是人體必需的微量元素，能讓許多酵素正常運作，與男性的精子有著密不可分的關係；除了是製造精蟲的元素，同時也是讓精液液化的重要元素。

體內的鋅不足容易導致精子數量減少、精蟲活動力下降，或是影響射精後精子在子宮的正常釋出與游動，對受孕造成不利影響。

而現代人缺乏鋅的原因，通常與長期暴露在重金屬環境有關。當某些重金屬進到人體後，可能會取代鋅，導致平常依賴鋅才能正常運作的酵素失去作用，造成對生殖系統的傷害。

第二類：幫助精子與卵子中的粒線體順利產生能量

任何細胞都需要代謝貯能化合物，產生能量，才能正常運作，表現活性。第二類有幫助的營養素對精子與卵子細胞而言，功用在於能夠確保穩定供能、不斷電。這類營養物，目前最有代表性的是Q10。

Q10：可稍稍改善品質不好的精、卵

輔酶Q10（簡稱Q10）大多存在於粒線體中。要了解它的作用前，

讓我們先談談粒線體和生育能力的連結。

還記得前面提到，製造卵子、精子的工廠需要電力嗎？粒線體就是我們人體每個細胞中的發電機，負責供能。有研究發現，年紀比較大的女性，她們卵子中的粒腺體產能會下降；這時候，我們會發現染色體數量異常卵子的出現機率增加、卵巢整體的功能走下坡、製造出的卵子不容易受精，縱使成功受精，也很難發育成正常的胚胎。

至於在男性身上，精子擺動也需要粒線體產生的能量，能量不夠時，精子活動力就不好，影響女性受孕的機會。

那麼這跟 Q10 有什麼關係？簡單來說，Q10 是維持發電機能順暢運作的潤滑油，雖然不直接參與發電，但假如沒有它，發電機的產能必定會受到影響。對於女性卵巢、卵子老化，以及男性精子活動力差的人，適當補充 Q10 會有一些改善效果。

第三類：抗氧化物質，減少自由基對生殖系統的傷害

最後，第三類有益物質是「抗氧化物質」，它們能減少生殖系統受到過多自由基的侵擾。自由基（Free Radical）是人體正常新陳代謝後產生的物質，由於它的活性強、高度不穩定，有可能會破壞細胞，造成疾病或身體老化。這類似工廠得到保護，不被入侵者破壞，才能正常運作。

葉酸：能預防流產

葉酸被公認對胎兒的神經發育有重大影響。此外，它在體內還會參與一種動物性蛋白代謝中間產物的分解過程；葉酸一旦缺乏，該中間產物在血液中的濃度升高，就很容易引起流產問題。所以適當補充葉酸確實有助預防流產。

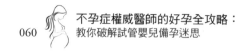

同時，葉酸具有抗氧化的作用，若能讓身體產生抗氧化的環境，對生殖器官的健康也有幫助。建議平時可以多從綠色蔬菜、肝臟、豆類等天然食物中攝取。

維生素 D：公認能提升卵巢功能

經過許多臨床研究一致證實，維生素 D 可以提升卵巢功能，不管是多囊性卵巢，還是卵巢功能下降兩種完全相反情況的人都可以使用。

在市面上，你會看到維生素 D3 和維生素 D2 兩種，它們的作用其實相同，只是前者的主要來源為動物，後者則來自植物，但對人體效用一樣。

只是維生素 D 屬於脂溶性維生素，需要經過肝臟進一步轉化，攝取過量對肝功能差的人恐怕會造成負擔，使用前建議向醫師諮詢。

維生素 C、維生素 E、褪黑激素、白藜蘆醇等：保護生殖系統免受自由基傷害

其他有助備孕的抗氧化物質還包含維生素 C、維生素 E、褪黑激素和白藜蘆醇等，都能保護生殖系統和精、卵避免受到自由基的傷害。

尤其男性精子從製造到使用產出，中間過程長達三個月，更容易受到自由基攻擊，累積有害物質在體內，造成精子 DNA 斷裂、品質不好，對受孕不利。適當補充抗氧化物質對精子的品質有益。

雖然上面介紹了好幾種抗氧化物質，但這不是要你每種都吃的意思！很多人以為保健食品吃愈多愈有效，這是錯誤的觀念，同時吃好幾種，抗氧化效果也不會因此提升好幾倍，還有可能阻礙彼此

吸收。

表2-1　備孕時可補充的抗氧化劑

	主要效果及功能	特性
葉酸	● 預防流產 ● 孕期有助於胎兒發展	● 人體製造 DNA 及其他遺傳物質所需材料
維生素 D3	● 有助於提升卵巢功能 ● 提升精子品質	● 不管多囊性卵巢或卵子庫存量低的人都適用 ● 肝臟有問題者須遵循醫囑使用
維生素 C		—
維生素 E	● 具抗氧化作用，能減緩生殖系統受到氧化壓力傷害	—
白藜蘆醇		—
褪黑激素		● 在臺灣屬於處方藥 ● 合併有睡眠問題者可使用

資料來源：作者

　　以上三類營養素，備孕中的夫妻若有需要，最多一類挑選一種即可。記住多食無益，也不要過度期待會有神奇療效，畢竟它只是輔助品而已。

三、助孕保健品怎麼吃有效？時機最重要！

　　看到這，你可能還會想問：「那這些保健食品什麼時候吃都有效嗎？」

　　問的好！對女性和男性來說，這些營養保健品使用時機完全不同，若在錯誤時間點補充，就無法確實吸收、獲得該有的效果。

確定進入輔助生育治療，女性取卵前補充最有用

一般而言，確定要進入試管嬰兒療程的女性，在正式開始前，我才會根據她們的身體狀況，建議使用一些保健食品。最主要是為了有助於取卵階段能取較多、品質也較優良的卵子。

女性數以萬計的原始卵泡，平時都在卵巢裡呈現待機休眠的狀態，它們不會隨意和身體裡的其他物質交互作用。直到月經週期選出一批原始卵泡，這些原始卵泡發育成竇濾泡時，才會開始對外界的刺激產生反應，這時使用輔助藥物和營養保健品，通常很快就能被這些發育中的卵子吸收。

運用保健食品，在取卵療程之前，提升取卵數量與品質，是合理的。但若想要透過服用營養品，把卵子的品質變好，大幅提升自然懷孕的機率，說真的，不太可能。

養精蓄銳，男性有關鍵90天

前面有提到，自由基對精子的殺傷力極大，它會破壞精子的細胞膜，影響精子活動力，抑或是導致精子 DNA 鏈斷裂、缺失。

要避免自由基傷害精子，可藉由日常飲食和生活習慣，減少自由基攝入；也可服用抗氧化物營養保健品預防精子受到傷害。

相對於女性，因為男性的生育能力較不受年紀影響，使用時機更加彈性了一些，可以隨時開始吃助孕的營養保健品。

製造精子的整個流程大約需要 90 天。這也意味著男性至少得在備孕計畫啟動前三個月開始使用，才能發生效果。

四、關於備孕調養，你該知道的現實面

曾幾何時，「養卵」、「養精」這類名詞在網路上有著極高的討論聲量。但卻對許多人造成誤導。有些營養補充品確實有益，但最重要的，仍是及早看生育門診。為什麼呢？以下幾個重要的觀念讓你明白。

別人的良方，可能是你的毒藥

就以多囊性卵巢症候群患者和卵巢功能低落這兩種症狀的人為例，兩者的狀況天差地別，可以補充的營養也不大相同。許多人不明就裡，聽到別人說什麼好就搶著用，肌醇、DHEA 亂吃一通，沒有效果也就算了，還可能讓卵巢功能變得更差，實在是得不償失。

記得以前在醫院服務時，某次遇到一位剛開完刀的病人，抱著肚子痛得哇哇叫，我納悶地問他，明明有開止痛藥給你，為什麼不用呢？沒想到他回我，病床隔壁的歐巴桑好意警告他，止痛藥對身體不好，叫我能忍就忍。我感到哭笑不得：他竟然寧可相信鄰床大嬸，不相信我們執業醫師！

如果你看完這個故事，也感到啼笑皆非，不妨回頭想想：許多人在生育這件事，寧可聽信網友的建議，卻不願意找醫師就診討論，是否合理呢？

西醫為主，中醫為輔

接下來你心裡可能會想要問：「我去看中醫，是否會有幫助呢？」

我完全不反對大家去看中醫，也鼓勵有生育問題的夫妻，選擇合格的中醫醫療院所，也不要自己胡亂吃偏方和補品。

不過，造成不孕的原因和疾病，有許多不是中醫治療能徹底解決的，例如生殖系統先天疾病、輸卵管或輸精管阻塞、嚴重的子宮肌瘤等。

事實上，有很多中醫師也會請病患先去生育門診檢查，再來決定中醫的治療計畫。所以說，優先到生育門診檢查、評估，釐清確切的原因，並與醫師討論適當的治療或改善方式後，再與中醫師討論如何強化個人體質因素，會是更好的安排順序。

效果有邊界，避免多走冤枉路

要知道卵子的品質和數量都不可逆，黃金生育年齡過了就是過了。對於即將做試管嬰兒的求子夫妻，在醫師指示下使用營養補充品，也僅是短期作為輔助正規治療的用途，效果有一定極限。

看到這裡，如果你還想著要完全靠所謂的調養，達到懷孕目的，我也可以明白地說：很困難。

解決問題的方法有很多種，有些「表面上」零成本或低成本，看似很吸引人；在解決生育困難裡，調養、補藥、營養品就屬於這種。

用這些方法，表面上好像省下看醫生、檢查、治療的費用，但實證顯示，這類方法其實沒有用處。最後造成的真正影響就是：虛耗浪費了時間。

生育這件事有其時間上的急迫性，最寶貴的、最必須避免耗費的，就是時間資本。時間過了，回不來；卵巢老化、衰弱了，也回不來。你覺得，吃上三年二載的營養品，再去請醫師診療，合理嗎？節省了嗎？

若你在閱讀本書的當下，已經自行調養 3 個月以上，仍舊沒有懷孕，不要再猶豫了，拿起電話掛號去吧！

好孕醫師答

調養之前，先找醫師檢查，諮詢專業建議

　　回到本章開頭案例：Cindy 已經調養超過一年，理論上還沒有懷孕，代表可能確實有懷孕上的困難，繼續調養的效果不大，應該要堅決停損了。

　　更何況目前妳採取的很多方法其實對生育能力都有危害，像是吃偏方，以及不清楚卵巢狀態下服用肌醇和 DHEA，就算原本沒事，反而有可能讓問題加重！

　　以妳的情況，目前最重要的不是再加強調養，而是先停止錯誤的手段，趕緊去看生育門診，就算沒有要立刻進行治療，檢查結果也能進一步提供給中醫師參考，完全不會妨礙到原本的計畫。

　　總結：

● 沒有科學根據的調養方式，往往對生育障礙沒有幫助，例如飲用雞精；而有些甚至有害，如隨便服用男性荷爾蒙或肌醇。

● 即使是經過科學佐證的方式和營養保健品，往往也存在一體兩面的問題，得看自己的狀況適不適合。

● 切勿因調養拖延就醫，建議先至生育門診看診，醫師才能根據實際情況提供後續解決方案；任何營養補充或生活習慣調整的問題，也能一併與醫師討論，得到醫師建議後，再以正確方式進行。

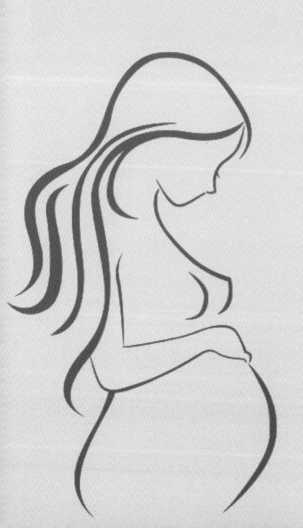

第 3 章

身體沒症狀，不孕與我無關？

——夫妻請攜手看診找原因

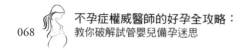
讀了本章，你將知道：

1. 造成不孕的常見因素有哪些？

2. 出現哪些徵兆時，要提高警覺，可能是造成不孕的病症？

3. 哪些不孕原因非顯而易見，不易被察覺？

4. 為什麼夫妻應該一同就診檢查，而非只由女性接受檢查？

好孕大哉問

只是經痛，這也與不孕有關嗎？

Lisa

年齡：30 歲

職業：服飾店老闆

興趣：逛街、出國旅遊

從我有印象以來，只要月經期間，多多少少都會經痛。一直到四、五年前開始，這樣的毛病更嚴重了，常常痛到難以忍受，有時候還會拉肚子，嚴重的話只想躺在床上，整天什麼事都沒有辦法做。

因為從小就會經痛，所以不特別在意，每個月咬牙忍幾天不舒服就過去了。不過，和老公結婚三年來都有性生活，卻一直沒有懷孕。最近不免開始擔心，懷疑經痛該不會是什麼疾病導致，會不會害自己無法生育？

後來我和老公商量，要不要一起去看醫生做檢查，剛好趁這個機會，一起搞清楚我們的身體健不健康也不錯。

然而，老公卻覺得他應該沒有問題，可以不用做檢查；他還說，其實我們這麼年輕，根本不用著急，開玩笑地笑我擔心過頭了。

被他這麼一說，我也懷疑自己是不是有點太小題大作了？的確我們年紀還不是很大，這種情況下，到底有沒有需要去看醫生呢？

懷孕的過程是一連串複雜、精密的生理機制，其中只要有一個小小的環節出差錯，都有可能導致生育障礙和懷孕失敗。

生育能力下降常常與個人身體功能異常有關，男女皆然。有些異常非常明顯容易查覺，有些則是完全沒有症狀。不管如何，及早就醫檢查都是首要之務，免得錯失最佳的生育時間。

在這一章中，我們來聊聊那些造成受孕困難的病症，讓你不再輕忽生育能力低落的風險。

一、想要懷孕，女性要傾聽身體的警訊

哪些功能異常會造成不易懷孕？以下先來討論女性的原因。女性能夠受孕，有一連串必要條件，包含：

● 卵巢排卵功能正常，能排出成熟的卵子。
● 輸卵管必須通暢，以輸送卵子及胚胎。
● 有正常的子宮環境，能使胚胎順利著床、發育。
● 女性生殖系統的外圍環境：骨盆腔及以外的環境也會有影響。

　　滿足這些條件，女性的生育能力通常就沒有問題；反之，當上述的條件出現病變、異常的時候，就有可能導致懷孕困難。

月經週期失調、不順？反應卵巢功能異常

1. 多囊性卵巢症候群：每 10 名女性就有一位

　　每當病患告訴我，月經兩、三個月或更久才來一次，且經血的量偏少；我會進一步觀察，若她的身材較豐腴，脖子和手肘皺摺處有黑色素沉澱，臉上甚至長出小鬍子，就很有可能是多囊性卵巢症候群，得進一步做陰道超音波和血液荷爾蒙檢查確定。

　　多囊性卵巢症候群俗稱「多囊」，是一種因荷爾蒙失調所導致的卵巢疾病，大約每 10 位育齡女性就有一位身受其害，可說是生育障礙的頭號殺手之一。

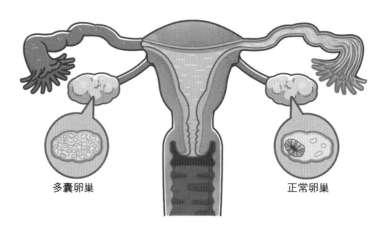

多囊卵巢　　　　　　　　　　　正常卵巢

圖3-1　多囊性卵巢與正常卵巢的不同

　　多囊患者的卵巢在超音波底下，能看到很多大小不一的濾泡，且單邊卵巢的濾泡數目超過 12 個以上，卵子庫存量比一般人來得多。然而，

過猶不及，由於刺激卵泡成熟的女性荷爾蒙分配異常，這些小濾泡難以發育成熟，也無法順利排卵，導致患有多囊的女性較不容易懷孕。

2. 甲狀腺機能低下：可能導致排卵異常或流產

甲狀腺機能低下也會造成月經不規律。甲狀腺位於頸部，看似與生育毫無關係，很多人往往都是婚後長期沒有懷孕，抽血檢驗結果出爐後才驚訝不已。

甲狀腺素分泌不足時，會導致卵巢排卵功能異常，自然難以懷孕；即使懷孕，流產機率也高於常人。主因是胎兒成長到 20 週前，不能自己分泌足夠的甲狀腺素，需要依賴母體供應，一旦媽媽本身的甲狀腺素不夠，胎兒無法獲得充足的量，容易發育不良，最終釀成流產的悲劇。

3. 卵巢早衰：這些行為都在傷害妳的卵子

如果女性發現月經週期逐漸縮短，並且持續發生，這可能是卵巢早衰的警訊。這樣的症狀暗示著卵子庫存量正在快速減少，倘若沒有就醫，置之不理，過一段時間卵子恐怕將用竭告罄。卵巢功能無法恢復，一旦衰竭，未來若有生育打算，恐怕只剩下接受捐卵一途。

卵巢早衰指的是卵巢功能在 40 歲以前就發生衰退；在過去，發生機率約為 1％。不過當前日常生活中隨處充斥環境荷爾蒙與有害物質，如菸、酒、重金屬、塑化劑等，近幾年卵巢早衰的患者增加不少。

另外，本身患有透納氏症等染色體異常的遺傳疾病，或是內分泌及自體免疫疾病的人，也都是好發族群。女性若有不明原因的月經異常，請積極接受檢查，以免後悔莫及。

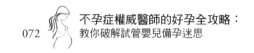

經期下腹痛別輕忽，生育健康亮紅燈

1. 子宮內膜異位症：生育困難的女性高達一半有相關問題

　　案例中 Lisa 小姐有嚴重經痛，一發作死去活來，又伴隨著長期無法懷孕的現象，很有可能是子宮內膜異位症導致。

　　相信女性朋友都有聽過子宮內膜異位症，它是一種非常複雜又難纏的婦科疾病，治療後若未好好控制很容易復發，要一直到更年期，隨著體內女性荷爾蒙慢慢下降，才有可能完全痊癒。

　　根據統計，生育困難的育齡女性中，有一半都有子宮內膜異位症的問題，它最明顯的症狀就是經痛，痛感甚至波及整個骨盆腔。有時候非經期也會發生疼痛，例如解便和性行為時，非常令人困擾。

　　之所以稱為子宮內膜異位症，它指的是原本應該待在子宮裡的內膜組織，隨著月經來時，流到子宮腔以外的地方附著，例如子宮表面、卵巢、輸卵管和骨盆腔，甚至鼻腔和肺部都曾有案例發生過。

　　這些離開正確位置的內膜組織，月經來時也會組織剝落出血，組織與血塊卻無法像正常子宮內膜順利排出。無法排出的血塊累積物會對正常的組織產生刺激，讓生殖系統長期處於慢性發炎的狀態，特別容易造成輸卵管阻塞和骨盆腔沾黏，於是對懷孕造成重大阻礙。

2. 巧克力囊腫：持續性發炎破壞卵巢

　　當患者因為生育問題來找我，說她除了長期經痛、骨盆腔疼痛之外，月經週期也非常不規則，這時，元凶相當可能是卵巢巧克力囊腫。

　　巧克力囊腫是子宮內膜異位症的一種變化形態，是子宮內膜附著成長於卵巢表面（或其他地方），而且經血和一些組織液無法正常排

出，日積月累形成囊袋狀的結構，囊袋包裹著深褐色、類似巧克力或紅豆沙的濃稠狀液體，因而得名。

巧克力囊腫會引起慢性發炎的反應，當有毒化學物質滲透進入卵巢，會使卵子發育異常。隨著病灶範圍擴大，巧克力囊腫也會破壞正常的卵巢結構，導致卵巢卵子庫存減少，並造成骨盆腔沾黏，可說同時存在化學性和物理性的傷害。

另外，若患者雙側卵巢都長有巧克力囊腫，且增長速度快、內部構造複雜，合併惡性卵巢癌和子宮內膜樣癌的風險都會增加，千萬不可輕忽。

3. 子宮腺肌症：子宮腔變形，著床不易

子宮內膜異位症還有一種變化稱為子宮腺肌症（又名子宮肌腺症），子宮內膜組織雖然還在子宮腔內，卻滲入到子宮的肌肉層裡。

子宮腺肌症典型的症狀是經痛，隨著時間推移，子宮肌肉組織被破壞得愈嚴重，經期時的疼痛感也會愈強烈，久而久之形成一種惡性循環，有些人在非經期期間也會感到下腹疼痛。

既然子宮內膜還在子宮腔裡，為什麼子宮腺肌症會導致生育問題？

想像一下，一旦累積在肌肉層裡的經血排不出來，正常的肌肉逐漸纖維化，並擴大為腫塊，最後肌肉層變得扭曲，子宮也會隨之腫大、失去彈性、變形。這種情況下，不僅胚胎很難在子宮著床，即使順利著床，胎盤容易長到肌肉層中，會顯著增加流產風險。

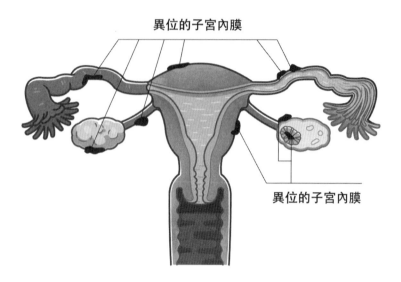

異位的子宮內膜

異位的子宮內膜

圖3-2　子宮內膜異位症的不同形態

4. 淋病、披衣菌感染：輸卵管的隱形殺手

　　很多人不知道性病原來也會導致女性難孕，其中披衣菌和淋病更是要小心！這兩種都是微生物病原體感染。感染後部分女性陰道會出現濃稠型的分泌物，偶爾有小便疼痛、下腹疼痛的症狀，還有一部分人完全沒感覺，所以常常被忽略。

　　病原體感染如果嚴重，一路從陰道蔓延到上子宮腔，透過輸卵管再到骨盆腔，可能讓整個生殖系統全部淪陷。當生殖器官受到感染，會造成潰爛，並於癒合的過程形成疤痕組織、造成沾黏，都會讓懷孕不易發生。

　　另外，也有人的卵巢受到感染後，形成很大的卵巢輸卵管膿瘍，把卵巢跟輸卵管黏在一起，嚴重者會破壞輸卵管組織，導致阻塞。這些傷害都增加懷孕的困難。

要避免病原體的感染，除了安全的性行為，女性平常盡量不要用含皂性、偏鹼性的產品清洗陰道，這麼做會破壞陰道弱酸性環境，使抑菌能力降低，增加被感染的風險。

有婦科病史，且超過半年無法懷孕，請及早就醫

我在門診中，很常遇到一些女性朋友，長期月經異常，或有一些婦科毛病，卻不以為意，甚至覺得是體質問題。一直到要生育時發現情況不對勁，才想到要就醫，這時很可能已經耽誤治療的最佳時機，疾病對生殖系統也已造成不可逆的傷害。

別等到問題累積才要處理，平常要多關心身體的變化。尤其已知自己患有以上婦科病史的女性朋友，備孕超過半年沒有辦法懷孕時，就應該要正視問題，直接就醫檢查！

二、男性雄風不代表生育能力！真正關鍵的是……

很多人以為男人的「雄風」等於生育力，只要身體勇健、性能力強、生殖器尺寸可觀、勃起後夠硬，就能讓女生成功懷孕。如果你也這樣想，那可就大錯特錯了！

其實性能力和生育能力完全是兩碼子事，男性也會有生育問題，而且更多取決於精液的品質，以及生殖系統功能正常與否。男性要讓另一半受孕，必須滿足以下必要條件：

- 睪丸功能正常，能製造正常的精子
- 精子數量充足、形態正常，且活動力佳
- 輸精管必須通暢，以將精子運輸至尿道

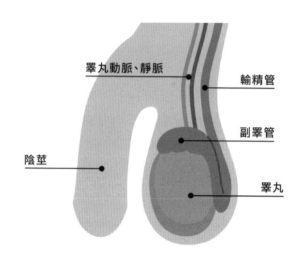

圖3-3　精子的製造和運輸系統健不健康，影響男性的生育力，此為睪丸構造圖

　　而男性生育能力的檢查很簡單，我甚至鼓勵先生比太太更早做檢查，當男方檢驗出精子異常，或是精液裡找不到精子時，就能循著以上思路抽絲剝繭，找出不易讓伴侶懷孕的原因何在。

精液品質異常的原因有哪些？

1. 原來精子超怕熱！

　　當我告訴病患，生活中有很多事情都會影響男性生育力，比如高溫。很多人都非常驚訝，頻頻問我：「何醫師，你說抽煙、喝酒還好理解，高溫是怎麼回事？」

　　其實精子比我們想像的更脆弱，從大部分哺乳類動物演化將睪丸懸掛在體外，就可以看出精子不耐高溫，必須存活在略低於體溫的環境。

　　現代男性精液品質不佳的人愈來愈多，或多或少與睪丸長期處於

高溫環境有關。例如大貨車司機長時間久坐，加上卡車引擎運轉產生大量熱能，有可能導致睪丸血液循環回血受阻，溫度提高，影響它的造精功能，製造出異常精子的比例提升。

　　很多男性朋友喜歡騎單車，也要小心類似問題，會陰部頻繁摩擦坐墊，緊身褲壓迫睪丸，都會使睪丸局部溫度上升。已經知道自己精液品質不佳的人，更要盡量避免常常泡溫泉、熱水澡，這些行為都有可能讓情況更加惡化。

2. 精索靜脈曲張：不孕男性 4 成有此問題

　　有些男性驗出精子數量、活動力和形態都有異常，但生活習慣和職業都看不出原因。這時候我就會進一步觸診檢查，若陰囊摸到或看到腫脹的血管，那可能是精索靜脈曲張，生育有問題的男性 4 成都患有此疾病。

　　通常狀況比較輕微的人，平常可能沒有感覺，嚴重的人睪丸會產生疼痛，尤其久站和運動後痛感更加明顯，若症狀已經影響到日常生活，一般建議動手術改善。

　　精索靜脈曲張之所以導致男性生育困難，同樣和睪丸溫度提升有關。因睪丸靜脈循環功能不良，引起靜脈血液鬱積和逆流，致使動脈周遭溫度逐漸升高，睪丸變得過熱，便會造成損害，影響精子的品質。

3. 槍槍都是空包彈，輸精管阻塞

　　除了精液品質異常，還有一種情況是精液裡面完全找不到精子，有些病患聽到時猶如晴天霹靂。

　　看到他們鐵青的表情，我會趕快勸他們先別那麼緊張，讓我觸診

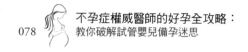
檢查看看；如果一摸之下，發現副睪丸特別腫脹，就很有可能是輸精管阻塞。

如果是這樣，就好辦了。輸精管阻塞的處理方式相當容易，只要直接從副睪丸吸取含有正常精蟲的精液，再將患者的精子冷凍起來，待未來做試管嬰兒時解凍使用，就可以解決無法懷孕的情況。

4. Y 染色體基因缺失導致無精症與生俱來的生育障礙

然而，若患者並非輸精管阻塞，也排除掉生活習慣、手術史、疾病史等原因，精液裡面卻沒有精子，可能就得往染色體、基因異常的方向找答案。

例如，有一種基因異常叫做 AZF 基因缺失，起源於男性 Y 染色體上製造精蟲的基因發生缺失，導致睪丸天生不會製造精子，患者的外型雖然與常人無異，但因為精蟲製造部分有問題，一般而言，睪丸看起來會比較小，摸起來也會軟軟的。

另外，有一種男性的性染色體多了一條 X 染色體，稱為克林菲特症，青春期時能產生精子，成年後睪丸退化萎縮，導致無法產生精子和男性荷爾蒙，也是先天的原因。

比個OK，男性平常就能自我檢查

男性生育能力下降，常常能從睪丸大小、外觀和軟硬程度變化見端倪。我曾碰過患者的睪丸小如花生米，摸起來硬邦邦的，檢查後發現精蟲數量已微乎其微，嚴重影響生育能力。若能及早發現，或許還不至於演變到這種地步。

所以，不是只有女性平常要做自我檢查，男性定期自我檢查睪丸狀態也相當重要。只要把大拇指和食指碰在一起，比「OK」的手勢，

再把圓圈的地方套進睪丸，如果睪丸很輕易地穿過去，代表睪丸偏小，睪丸造精功能有可能出現異常。

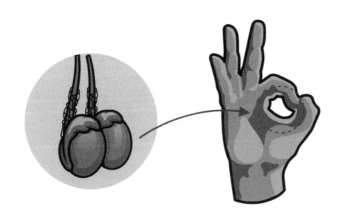

圖3-4　自我睪丸檢查

三、沒有明顯症狀代表必能順利懷孕？這麼想錯了嗎？

還有一些難以生育的原因在男女身上都會發生，而且沒有明顯身體上的不適感，患者有時候較難自己察覺問題所在。所以絕對不要以為身體看似健康，就不需要檢查。

染色體平衡轉位：比想像中更常見

有些不孕夫妻歷經多次流產，身上也沒有異常表徵，一直查不出原因。後來找我，經血液染色體檢查後才發現，原來夫妻其中一人的染色體，某兩個片段互相交換位置：例如 2 號染色體的長段和 8 號染色體的長段互換，這就叫做染色體平衡轉位。

染色體平衡轉位的患者生活一切正常；通常只有在發現生育困難

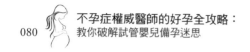

時，做染色體檢驗後才會發現。這些病患的卵子或精子在減數分裂過程中，發生染色體異常機率提升，胚胎無法正常發育，導致流產。雖然多數人對這種遺傳疾病很陌生，但這在臨床上不算很罕見，必須列入考量。

卡門氏症候群：以為只是較晚發育，其實內分泌異常

內分泌異常也會導致生育困難，卡門氏症候群便是其中一種。卡門氏症候群的患者因腦下垂體無法正常分泌荷爾蒙，影響生殖器官發育，女性患者常見月經不來、子宮比較小，男性則有陰莖和睪丸外觀短小的性徵。

曾經有男性患者從小睪丸偏小，家長以為青春期發育後就會正常，於是從來沒有正視這件事。該名患者成年後一直以為這只是個人特質，直到發現生育困難，才和太太一同就醫，經檢查後確診為卡門氏症候群。

曾經開刀：術後沾黏、破壞組織

如果婦女曾經動過腹腔、骨盆腔方面的手術，一定要主動告知，讓醫生評估這是否對生育力造成影響。

為什麼手術會造成生育困難的後遺症？很多人應該都聽過「沾黏」這個詞吧！

隨著手術傷口復原，過程中可能長出新的疤痕組織，把不相關的組織和器官黏在一起，這就是沾黏。生殖器官的位置和形態一旦發生改變，原本的功能便無法正常運作，自然嚴重影響懷孕。

例如，人工流產手術若損傷子宮內膜組織，新長出的組織把子宮壁黏起來，造成子宮腔沾黏，胚胎將不易在子宮內膜上著床；另外，

若沾黏封閉的位置靠近輸卵管，也可能造成輸卵管阻塞，因而困難受孕。

　　還有一種情況是手術直接造成生殖器官的破壞，像是卵巢腫瘤切除手術，腫瘤拿掉後會使卵巢的體積縮減，或多或少都會影響卵巢功能；至於男性部分，有些人青少年時期因睪丸扭轉，睪丸嚴重壞死，必須拿掉一邊，就會導致精子的數量比較少。

　　以上這些狀況，患者都可能因為沒有非常明顯的生理症狀而疏忽，往往都要等到生育出現障礙時，才會發現問題。發現病症後，應積極接受人工生殖輔助治療，以提高懷孕的機會。

四、務求「全面破關」，夫妻同心面對問題

　　在我執業行醫的過程中，常常看到夫妻會有這樣迷思：當我找到某個阻礙懷孕的原因，全力以赴進行治療後，就可以懷孕了，對吧？

　　直觀的想法會是：當然啊，不然呢！

　　但其實這很有可能是錯的。這樣想，很可能讓你錯失寶貴的診療時間。

掉以輕心，讓不孕病灶「逍遙法外」！

　　這樣的案例，可能讓你明白問題何在──

　　求子一段時間的夫妻看婦產科，太太超音波照到有息肉，夫妻高興地認為：「一定是息肉在作怪，息肉割掉，就能懷孕了！」

　　息肉割掉後，又試了大半年，再去檢查，又發現了子宮腔有細菌感染。他們又認為：「一定是細菌感染造成的，感染治好，就能懷孕

了！」

花了幾個月治療，感染痊癒了，再試了大半年，仍然無法懷孕。再去驗，這才發現丈夫的精液中根本沒有精子，是輸精管阻塞，需要做試管嬰兒！

這讓他們沮喪不已——如果一開始就將所有問題都發現，一起治療與處理，規劃合適的人工生殖療程，也許現在小孩已經生出來了。

而耽誤的這幾年，讓女方從 33 歲等到將近 35 歲，生育能力弱化很多。

從這個案例中，你應該能看到問題癥結。如果每發現一個病症，就認為問題的源頭是它，以為解決後便能以輕鬆簡單的方式懷孕，這樣的醫療模式是錯的。

處理不孕症，最好的方式不是「一關破完再破一關」。為了能在最短時間改善所有難關，以便及早懷孕，我們追求的是系統檢驗，發現所有問題之後全面破關。

無法懷孕，男女雙方攜手面對

事實上，每個造成難孕的原因都是獨立存在，又同時互相影響。光是源頭就有男性和女性因素，接下來又能區分為結構性、荷爾蒙、醫源性、遺傳性、感染等不同層面。

不單是一個人會同時合併許多問題，也有可能夫妻雙方都有問題。其實細究生育問題的來源，單獨為女性問題的有三分之一，另外三分之一是男性引起，最後三分之一則是男女雙方都有問題，男女的比例相當。

面對難以懷孕的困境，不論是誰先產生疑慮，誰有明顯症狀，夫妻雙方都要一起做系統性、全盤的檢查。找出所有阻礙懷孕的因素

後，攜手解決，不該由一方獨自承擔。倘若只有一方接受檢查，另外三分之二的問題很可能繼續逍遙法外。

溫馨小提醒：初診時不必太過緊張，太太可以準備過去 3 個週期的月經紀錄，包含幾月幾號開始、經期延續了幾天，提供醫師判斷月經週期的規律性，了解大致身體狀況。

夫妻雙方若有相關病史、手術史、就醫和用藥紀錄等，一定要好好留存紀錄，這些都能提升溝通效率，幫助醫師做出正確的診斷，以安排接下來相對應的檢查和治療。

讀到這裡，你們準備踏出就診的第一步了嗎？

好孕醫師答
及早檢查，才能找出不孕關鍵

Lisa 本身經痛情況嚴重，又伴隨著不孕的表現，得懷疑是否為子宮內膜異位症造成；而老公雖然沒有明顯不對勁，但不代表沒有問題，必須透過檢查才能斷定。

建議你們夫妻雙方一同到生育門診做檢查，盡早確認難以懷孕的原因，並針對問題接受檢查，才能盡早迎接寶寶到來。關於造成不孕的原因，大家應有這些認知：

● 造成不孕的病症和異常可能有症狀，也可能沒有，若有任何疑慮應及早諮詢專業醫師。
● 不孕的原因錯綜複雜，往往不是一個原因，解決後就能提高順利懷孕的機率。
● 夫妻雙方應一起就診檢查，避免漏掉任何可能導致不孕的原因。

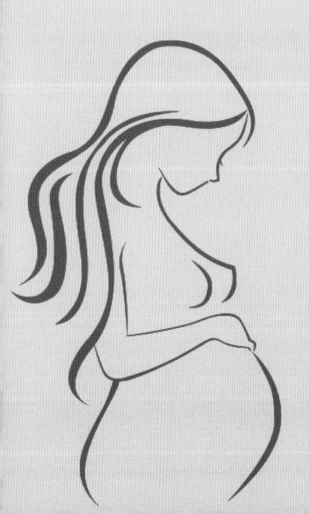

第 4 章

各種檢查都做才安心？

——慎選項目，以免受苦又沒效！

讀了本章，你將知道：

1. 哪些不孕症檢查項目必要，而且有重大價值？

2. 不孕症檢查項目繁多，醫師的安排思維為何？醫師如何幫你判斷哪些檢查項目有效益、哪些必要性不大，甚至白花錢？

3. 如何避免錯誤解讀 AMH 值所代表的意義？

4. 哪些是不見得必要做的進階檢查？

5. 進階檢查有什麼具體效益？誰該做、何時做？

好孕大哉問

檢查全做，及早找出所有影響懷孕的原因不對嗎？

Cynthia

年齡：35 歲

職業：金融業

興趣：擼貓

已經邁入 35 歲大關的我，深知現在才想要有小孩，需要非常努力了，所以試了一段時間沒有成果後，我們夫妻倆決定去看不孕生殖門診，對這件事慎重以待。

當天醫師很仔細地詢問我們很多跟生育相關的問題，還有做內診、超音波，後續幫我安排了抽血檢查，先生那邊也預約了做精液分析的時間。

原本以為醫師會再安排我做些「比較先進的」檢查，詢問之

後，卻得到「先不用」的回答。我們事先在網路上做了一些功課，有些人會額外做一些看起來很厲害的檢查，例如輸卵管檢查、子宮鏡、腹腔鏡……，我和先生都很納悶，為什麼他們有做，而我們不用？

　　心裡總覺得不太踏實，既然造成不孕的原因那麼多，我們的年紀不小了，難道不應該把所有可能因素，先一次通通找出來，再開始療程嗎？接下來是不是應該主動要求醫師做呢？

　　近幾年來，像 Cynthia 這樣的求子夫妻還真不少，很多人以為多做幾個檢查，就能離懷孕更接近。大家求子心切的急迫，我們做醫生的都懂，不過我也常提醒：「檢查不是目的，懷孕才是！」

　　生育能力檢查的原則，是從基礎到進階，從非侵入性到侵入性，以最安全、有效率的方式循序漸進。就像警察辦案，會先鎖定犯罪嫌疑人，而不是在茫茫人海中，把每個人都當成嫌疑犯盤查，這麼做的效益並不高。

　　而在生育治療的檢查過程中，該怎麼縮小「嫌疑犯」的範圍？以下介紹的基礎檢查扮演重要角色。

一、小兵立大功，別小看生育力的基礎檢查

　　有些人覺得問診、內診、超音波和精液檢查沒有科技含量，醫生怎麼不使用更高階的儀器，做更進階的檢查？其實，專業精熟的醫師在這一步，通常就能精準發現問題，得到重要資訊。好比經驗老道的警探一到犯罪現場，馬上根據現場線索找出現行犯，免除大動作的全

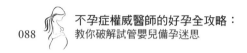

城封鎖、全國排查。

高效問診就是超能力：醫病有效溝通，從對話見端倪

每位踏進我診間的患者，我都會仔細詢問所有和生育相關的問題。有些人覺得醫師怎麼問這麼多？其實，想要突破生育瓶頸，醫病雙方有效溝通，利用問診理解患者，是最重要的第一步。

透過問診，醫師要全面掌握患者生育功能的背景訊息，以及對生育的計畫與期待，這類的問題通常會包括：

- 嘗試懷孕多久了？在這之前有避孕嗎？
- 月經有沒有任何異常？
- 以前曾經懷孕、生產過嗎？
- 曾經動過手術嗎？尤其是腹部和骨盆腔的手術？
- 有長期服用哪些藥物嗎？

以上僅列出一小部分，醫師會再根據患者的描述抽絲剝繭，更有目的性地安排後續檢查。病患詳實、完整地回答說明，對於醫師充分掌握病情很有幫助。有任何難以啟齒的狀況，盡量找機會告訴醫師，千萬不要隱瞞重要資訊，若不能夠明白告知自己的問題，一來一往不僅浪費時間，甚至有可能延誤治療時機。

婦科超音波與內診能發現懷孕大敵

婦科超音波和內診都是必要且基本的常規檢查，不疼痛，也不會造成身體上的傷口，都可以觀察到是否有結構異常、子宮肌瘤、卵巢囊腫和骨盆腔沾黏等問題。

至於很多女性害怕內診，但內診有其無可取代的作用。舉例來說，

患者若有子宮內膜異位症造成沾黏，醫師在病灶處可以觸摸到組織纖維化的硬塊，如果患者同時感到疼痛，代表有發炎的症狀，馬上為後續治療提供關鍵導引。

陰道超音波是醫師的第三隻眼

陰道超音波是把一根細長的探頭深入陰道內，觀察子宮、卵巢、甚至輸卵管是否有異常結構，包含子宮息肉、肌瘤、腺肌症等。由於探照的角度不同，可以提供與婦科超音波不一樣的資訊，若懷疑有嚴重問題，必要時再輔以子宮鏡檢查。

進入人工生殖輔助療程後，更是會多次使用到陰道超音波，因為它可以觀察到 AFC（基礎卵泡數），不僅能推估出卵子庫存量，更可以協助醫師檢視卵巢對於刺激排卵藥物的反應，並評估該次月經週期可以取到多少卵。

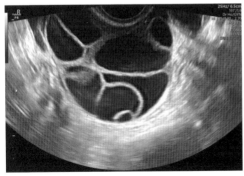

圖4-1-1　陰道超音波底下取卵時的卵泡

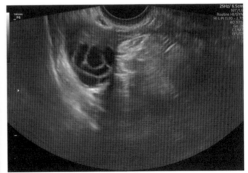

圖4-1-2　陰道超音波底下尚未成熟的卵泡

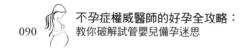

「DIY」一下，精液品質全都露

男性的生育能力檢查也是從非侵入式的檢測開始：「DIY 自助」一下後收集精液，3 小時內送達實驗室檢驗，就能清楚檢測精子的濃度、活動力和型態有沒有異常。

根據 2021 年世界衛生組織的標準，健康的精液應包含以下條件，只要出現一項不達標準，就會視為精液檢查異常：

- 精子濃度每 cc 至少 1500 萬隻以上
- 會前進的精子至少佔 30% 以上
- 至少有 4% 以上型態正常的精子
- 精蟲總數 ≥ 3900 萬
- 體積 ≥ 1.4ml

要確保精液檢查的結果不會失真，建議男性朋友在檢查前要忍個 3 ～ 5 天，這也是多數年輕夫妻房事的時間週期。禁慾時間太長會使檢查時的精子濃度高於常態，時間太短則會讓精子濃度比較低，不管如何都會導致結果失真。

以上是非侵入性的檢查方式，只要好好配合醫師執行，醫師就能根據結果做較為完整的初步判斷，對決定是否需要進一步檢查、需要哪些檢查，有很大的幫助。將省下亂槍打鳥、地毯式檢查，對時間、心力的耗費。

下一單元，將會進入稍具侵入性，但整體對於生育力評估很有幫助的檢查項目。

二、抽個血，90分鐘找到月經異常的原因

「醫生，我前一陣子經血開始變很少，最近月經已經超過 3 個月不來了……，對了我乳頭還常常感覺濕濕的。我以為只是工作壓力大導致月經亂掉，要來不來的。這一、兩年經痛的症狀變本加厲，有時候痛起來要人命，而且月經也變得很不規則。」

這類月經不順、月經不來、經痛，與月經、排卵有關的症狀，往往背後是荷爾蒙分泌異常或子宮內膜異位症導致，而且會嚴重影響懷孕。

抽血檢查對某些人來說有點痛，但多數人可以忍耐。它所提供的資訊直觀且準確度高，在生育門診經常被運用。在我服務的 TFC，只要 90 分鐘就能得到一般抽血檢查的結果，當天抽血、當天看報告。

在各種抽血檢驗中，對懷孕最重要的是以下這幾項：

泌乳激素、甲狀腺素刺激素：都可能是排卵異常元兇

當女性反應自己月經不規律、月經不來，問診後若發現還有乳漏的情況，經由抽血檢查，可以知道是不是泌乳激素異常的問題。泌乳激素在人體最主要的功能是刺激乳腺製造乳汁，若異常升高，會導致卵巢不排卵，影響生育能力。

一般來說，泌乳激素過高有可能是因為壓力、運動過度、服用某些胃藥、安眠藥和避孕藥造成，通常只要使用藥物就能壓抑泌乳激素，讓排卵恢復正常。如果檢測數值超出標準太多，有可能表示腦下垂體裡長了腫瘤，這時候通常需要安排進一步的檢測以確認。

另外，還記得第三章曾經提過，甲狀腺疾病也有可能導致排卵異

常嗎？要確定是不是甲狀腺機能問題導致生育力障礙，我們可以透過抽血檢驗 TSH（甲狀腺素刺激素）。

檢查出來若 TSH 超過標準值，幾乎八九不離十為甲狀腺機能低下，會給予患者補充甲狀腺素，一定程度可以讓她們的月經恢復正常，也改善排卵問題。

檢驗 CA 125：用於揪出子宮內膜異位症

至於有經痛問題的患者，若懷疑為子宮內膜異位症，會建議她檢驗 CA125。曾經做過健康檢查的女性，可能都有看過抽血項目裡有這項檢測，很多人一看到指數異常，都擔心不已，深怕得了卵巢癌。

其實造成指數異常的可能性很多，其中最常見，也最具有鑑別指標性的是子宮內膜異位症，包含巧克力囊腫和子宮腺肌症，這些都會導致 CA125 上升，所以目前被廣泛使用於生育力檢查中。

以上的泌乳激素、甲狀腺素刺激素和 CA125 是女性常見的抽血檢查項目。大家也許還有聽過 FSH、LH、E2、黃體素等荷爾蒙，因這幾項荷爾蒙的濃度會隨著月經週期產生高低變化，通常不會列入初期常規檢查，而是進入試管嬰兒療程後，為了確定體內荷爾蒙狀況，才會安排的檢查項目。

三、AMH值不能這樣看！正確解讀讓檢查有意義

眼尖的讀者看到這裡，應該會想問我：奇怪，上一節的抽血項目怎麼沒有提到大家都在討論的 AMH ？

別急！這節就來仔細談談 AMH 在生育力檢查中的重要性，以及大家對它常有的誤解。

AMH能精準反映女性的卵子庫存量

AMH 全名稱為抗穆勒氏管荷爾蒙（Anti-Mullerian Hormone），是現代生育力檢查中很倚賴的檢測項目，不僅可以忠實反映女性卵巢中卵子的庫存量，且任何時候都能抽血檢查。

你是否有點好奇，AMH 能做到準確預測的原理是什麼？

AMH 是由比較中小型卵泡的顆粒細胞所分泌，當這些卵泡的數量比較多的時候，可想而知分泌量就會比較多，檢測數值當然就會比較高囉！相反地，卵泡數量少，分泌的 AMH 少，結果也會比較低。

針對有需要做試管嬰兒的女性，它可以用來評估患者刺激排卵後，能取到幾顆卵。

另一方面，年齡超過 30 歲但還沒有要生小孩的女性也可以定期檢測 AMH，以了解自己的卵巢狀態，是否有卵子庫存量太低，甚至卵巢早衰狀況，藉此審視自己未來的生育計畫。

AMH 檢測結果可說是生育力評估的重要指標。也因為如此，我發現許多人有「過度解讀」、「自行判斷」AMH 值的毛病，反而徒增煩惱：

迷思一：和別人比，我的 AMH 值好低？

「看別人的 AMH 值都有 4，我只有 2.5，這麼低怎麼辦？」

到底 AMH 值多少才算正常？多少是太低？我想這是大家最關心的問題。

以國際上公認的絕對值來看，AMH 值若小於 1.2，就代表卵子庫存量過低；但一個 40 歲的人和一個 20 歲的人，卵巢的功能可以相提

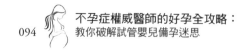

並論嗎？肯定不行。因此 AMH 的合理數值當然需要考慮年齡，平均而言：

- 25 歲：AMH 值 ≒ 6
- 30 歲：AMH 值 ≒ 4
- 35 歲：AMH 值 ≒ 2
- 40 歲以上：AMH 值 < 1

回應上述的疑問，搭配年齡一起對照，如果妳 35 歲，那麼 AMH 值 2.5 實屬正常。假如有個 25 歲的女生，AMH 值卻只有 4，那麼今天該擔心的可能是她，而不是妳。單憑一個數字去和別人做比較，其實沒有太大的意義。

迷思二：AMH 值太高是多囊性卵巢症候群導致？

「天啊！我的 AMH 值高達 8.5 耶，我是不是有多囊？」

AMH 的結果太低、太高都不好，如果一個人的 AMH 值比正常值高出許多，同時又有月經不規律、肥胖、體毛增多等症狀，就有可能是多囊性卵巢症候群，就生育的角度不是一件值得慶祝的事情。

不過同理，也不是 AMH 值很高，就一定是多囊性卵巢症候群，要再搭配其他檢查綜合評估，像是從陰道超音波觀察有沒有多囊性卵巢的型態，不能單就 AMH 診斷，看到數值比較高不用自己嚇自己。

迷思三：AMH 值低代表卵子品質差？

「AMH 只有 1.5，是不是代表我的卵子品質很差？」

卵子的數量和品質都是懷孕的關鍵，但數量並不等於品質。AMH
值低只能代表：

● 卵子庫存量偏低，未來可以被排出的卵子總數量減少。
● 卵巢排卵能力下降，生育年限可能提早到來。

至於影響卵子品質的最主要因素則是年齡，年紀比較輕的人也有
可能 AMH 值偏低，但是卵子品質還不錯。建議這類的育齡女性若還
沒有生育計畫，可以考慮凍卵，預防卵子隨著年齡逐漸老化，為未來
的生育力買保險。

生殖商數：一個公式算出卵巢生育力

不知道是不是這幾年的衛教宣傳太成功，來生育門診的人都知道
要驗 AMH，但卻往往看到結果後錯誤解讀：數值不如預期就悲傷絕
望；數值高於預期，就對自己的生育能力非常樂觀。

然而，評估卵巢功能，不能只看 AMH，年齡（Age）、基礎卵泡
數（AFC）同樣重要，前者影響卵子品質，後者作為評估做人工生殖
治療時，卵巢反應好壞的依據。為了讓求子夫妻更容易理解，我提出
生殖商數（Reproduction Quotient）作為整體生育能力的評估方式：

$$生殖商數 = \frac{AFC \times AMH}{Age^n} \text{，} n > 1$$

我發展並提倡「生殖商數」的用意是想提醒大家：女性的生育能
力和 AMH 及 AFC 成正比，和年齡則是成反比，三者要一併考量，單
看任一個數值都不能獲得全貌。

解釋這麼多，希望幫讀者們排除迷思誤解：不能將 AMH 的結果

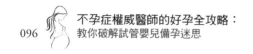

視為評估生育能力的唯一準則，AMH 也沒有辦法完整呈現女性生殖系統的健康狀態，其他重要的因子也需納入整體評估。

四、必要時再做進階檢查，才不會辛苦、花錢又沒效

接下來要介紹的這些檢查項目，我會將它們納入進階檢查的範疇，包括大家常聽到的輸卵管攝影、子宮鏡和腹腔鏡。我一向對這些檢查項目慎重以待，一來這些檢查具侵入性，總會有些風險或身體的不適；二來這些項目不見得對每個病患都能帶來醫療效益，可能讓人多花冤枉錢。

以下一一向各位說明，這些進階檢查項目用在什麼情境下，以及為什麼我不鼓勵過度檢查。

輸卵管攝影並非必須，患者往往高估效益、忽視風險！

坊間流傳一種說法：做完輸卵管攝影後能提高懷孕機率。我還真遇過不少病患主動詢問，只能說這是以訛傳訛的迷思，科學實證不足。

輸卵管攝影一般用於檢查輸卵管是否通暢，並非人人都需要做。對於已經排除其他無法懷孕因素，懷疑輸卵管受到阻塞的人，輸卵管攝影是合理的。然而，對於已經確定要做試管嬰兒的患者，例如嚴重精子不足的夫婦，輸卵管攝影是沒有意義的，因為之後胚胎會直接放入子宮腔內，不需要經過輸卵管，輸卵管是否通暢並不會影響結果。

再說，即使輸卵管攝影檢查結果為通暢，就能保證患者一定可以懷孕嗎？也不一定。有時候輸卵管雖然通暢，但其實有幾處比較狹窄，這多少會影響輸卵管的功能，提升精子通過的難度；所以並不是輸卵管攝影沒有看到阻塞，就意味著，輸卵管功能正常。

有時候，輸卵管攝影還會增加健康風險。例如這樣一種情況：有些人輸卵管原先有沾黏，做輸卵管攝影時，顯影劑注射進去後把沾黏稍微沖開，但又沒有完全打通，反倒變成所謂通而不暢。若之後成功受精，受精卵有可能卡在輸卵管中間，無法順利抵達子宮腔，發育成胚胎後竟然在輸卵管著床，造成子宮外孕，這將會造成母體極大的危害，需要中止懷孕。

考量胚胎植入的時程，再決定何時做子宮鏡

懷疑子宮腔內有異常，例如子宮息肉、子宮肌瘤、子宮腔沾黏、子宮內膜病變，可以用子宮鏡查看子宮腔內表面的狀況，進一步檢查兼治療，檢查的時機要考量接下來的療程。

假設患者已經確定要做試管嬰兒，即使一開始在陰道超音波底下有看到息肉，也不必急著馬上做子宮鏡處理，等到胚胎要植入之前再做，連帶把子宮腔內的環境打理好，提高胚胎成功著床的機率，可說是一石二鳥。

表4-1　做輸卵管攝影和子宮鏡會不會痛？

	輸卵管攝影	子宮鏡	
		軟式	硬式
檢查費用	$	$ $	
需不需要麻醉	不需要麻醉	不需要麻醉	需要麻醉
疼痛感	☹☹☹ 正常情況下會有酸脹感。顯影劑往內推時，有些人會有比較明顯的痛覺。	☺ 基本上不會有痛感。	☹ 可能會有微微的不適。
檢查後注意事項	腹部輕微悶痛、少量出血、陰道分泌物增加皆為正常現象。		

資料來源：作者

有些人開始做試管嬰兒前，就把息肉先拿掉，結果大半年過去，等到胚胎要植入時，才發現又長新的息肉出來。這時候又得再做一次子宮鏡，只是讓人多折騰而已。

腹腔鏡檢查等同於手術，非必要不做

腹腔鏡是內視鏡的一種，婦產科醫師利用它作為不孕症的檢查已經有多年歷史，之所以依賴腹腔鏡，是因為它可以直接透過光學鏡頭看到整個腹腔和輸卵管的結構，檢查有無骨盆腔的子宮內膜異位症、骨盆腔沾黏、輸卵管末端沾黏等狀況。

不過，由於它必須在全身麻醉下進行，還要在肚子上開幾個 0.5 ～ 1 公分的切口，是侵入性的檢查。時至今日，若非不得已，醫師不會輕易做腹腔鏡，以免病患承擔本不必要的痛苦與風險。

除非病患必須以腹腔鏡進行手術性治療，或是在大部分抽血、超音波檢查結果皆顯示正常，但就是無法懷孕的時候，醫師才會進一步安排腹腔鏡檢查，以找出先前沒有被發現、導致懷孕困難的原因。

聰明反被聰明誤，被誤解的兩項檢查

近幾年來，在求子夫妻間有兩個檢查項目蔚為風潮、相當流行，但卻其實常常被誤用：自體免疫檢查和單基因遺傳病基因檢測。

確實，極少部分自體免疫疾病患者，以及具易形成血栓體質的人，在孕期中較容易產生血栓，這可能導致流產機率增高。但這不表示所有人都需要做自體免疫檢查，因為這些特殊抗體往往在懷孕時才會出現，孕前受檢的結果可能完全沒有診斷意義。除非孕婦本身已知患有紅斑性狼瘡等自體免疫疾病，或有重複性流產情況，必須特別留意，否則一般人不需要亂槍打鳥，多付出高額費用抽血檢驗。

　　至於有些人孕前還會去做單基因遺傳病基因檢測，但很多人看到結果，以為若帶有隱性遺傳病的致病基因，就無計可施，只能走向分手或不要生小孩一途。其實，不管孕前有沒有做基因檢測，目前的人工生殖技術都能克服這個問題：做試管嬰兒透過篩選胚胎挑出正常的胚胎，即可避免這裡的基因問題。

　　那麼，自體免疫檢查到底該什麼時候做？什麼技術可以克服單基因遺傳病的問題？對求子夫妻的實際效益為何？我將會在第十章詳細說明。

好孕醫師答
在必要的時機做對的進階檢查！

　　初步來看，醫師已經幫你們夫婦進行了必要的常規檢查，目前並沒有缺漏。後續等待抽血檢查和老公精液檢查報告出爐後，醫師可能會再針對異常，安排其他進階性的檢查；反之，初步的診斷看來一切尚屬正常，就不需要多做不必要的檢查。

　　Cynthia 妳若仍有疑慮，可以向醫師詢問清楚，做與不做某些檢查的依據是什麼，相信醫師能給妳合理的解釋，讓妳感到比較安心。良好的雙向溝通能減少猜疑，增進信任，確保後續治療順利進行。關於各種檢查項目的必要性，這些原則參考：

● 生育力檢查的原則是從簡單到複雜、從非侵入性到侵入性。任何過度檢查都有可能帶來不必要的成本、辛苦，甚至風險，應該避免，才是對患者著想的態度。

● 基於初步檢查結果以及生育計畫進程，醫師會在合適的時

間點，針對可能的異常做進一步的檢查；提早做某項檢查
對最終懷孕沒有幫助。

● 勿把檢查結果拿去和別人比較，一來每個人的身體狀況都
不同，二來民眾常常會搞錯比較基準，徒增心理壓力。

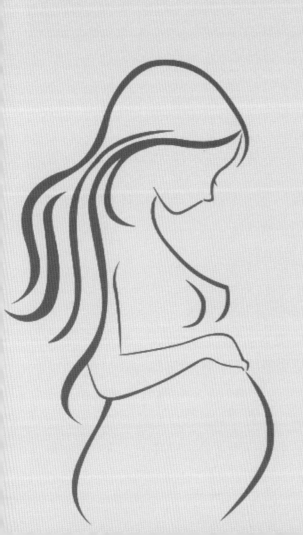

第 5 章

想懷孕，該不該動婦科手術？

——做決定前的關鍵思考

讀了本章，你將知道：

1. 懷孕考量下，不同婦科疾病處理背後的決策思路為何？

2. 保守治療 vs.手術治療可能的適用情境有哪些？

3. 為什麼「養子宮」對子宮環境優化沒有幫助？

4. 為何婦科疾病處理和不孕治療應該同時進行？

好孕大哉問

我的這些婦科問題一定要開刀嗎？

Tracy

年齡：34 歲

職業：旅遊業企劃

興趣：看展覽

求子邁入第三年，肚子一直沒有消息，到後來甚至有些朋友懷孕都不敢跟我說，就是怕我會難過。

上網查不孕症門診的資料很久了，最近終於下定決心去一趟。檢查出來，果不其然我的 AMH 值偏低，另外子宮腔裡面有幾顆偏大的肌瘤，還有輕微的巧克力囊腫。

醫生判斷我自然受孕的機率比較小，建議我考慮做試管嬰兒療程，一邊以藥物控制巧克力囊腫，並開刀切除肌瘤。

當下已經決定聽從醫師的建議，趁現在還有機會趕快生小孩。不過，媽媽知道後一直阻止我，一來她認為動手術會影響之後懷孕；二來聽說鄰居阿姨的媳婦也被檢查出長子宮肌瘤，結果

靠著自行調養，就成功自然懷孕了。

　　被媽媽一說，不由得懷疑自己是不是做錯決定了，我的這些問題一定要開刀嗎？只要好好養子宮，讓肌瘤變小我就能懷孕了嗎？

　　回想起民國 80 幾年我還在當實習醫師的時候，當時的醫療比較落後，拿掉卵巢、切除子宮的預防性治療並不少見。過去的婦科的確給人「大動干戈」的印象，加上有些技術未臻細緻成熟，對生育能力確實產生負面影響。我想 Tracy 母親的擔憂來自於此。

　　不過，隨著醫療觀念進步，當醫師知道患者未來還有懷孕規劃時，通常都會整體考量手術對生育的風險，盡量避免造成子宮內膜受傷、骨盆腔沾黏等不利於懷孕的因素。

　　有生育問題的女性，相當高比例都得經歷治療婦科疾病的過程，但目前生殖專科的醫學共識，面對婦科病症，一定會以病患的生育力為優先。

　　以下我將從不需要開刀治療，以及可先盡量採取保守治療的情形探討，逐步介紹到可能需要動手術的情況。

一、不一定要動手術，保守治療維護女性生育力

　　常有罹患某些婦科疾病的不孕女性來找我諮詢，原因是她們看到我先前受訪的報導，發現我不會鼓吹病患一定要馬上動手術。站在生殖醫學專家的立場，我初步歸納符合以下三個原則的婦科異常，不必然馬上要開刀，可以使用藥物或是較沒有侵入性的方式治療：

- 異常屬於生理性變化，而非病理性變化
- 尚不致於對生育產生重大影響
- 開刀有可能嚴重破壞生殖系統時

卵巢囊腫：通常會自行萎縮，追蹤觀察即可

「醫師，你確定長囊腫不用開刀？」很多人一聽到卵巢長了異物，不免一陣緊張。

請注意，囊腫與腫瘤不同。腫瘤是指異常細胞增生成團塊，增生的細胞團塊極少自動消失，而且常會逐漸長大，惡性腫瘤就是癌症，可能會危及生命。

囊腫則是圓形囊狀的組織，裡面充滿液體，而非細胞增生。你可以將它視為卵巢上長了一顆水泡。功能性卵巢囊腫的形成通常與月經週期荷爾蒙的變化有關，所以會隨著時間自然萎縮。

所以，卵巢囊腫雖然聽起來似乎有點可怕，但大部分時候對身體健康都沒有重大傷害。如果體積不大，也沒有造成不舒服症狀，基本上只要定期以超音波追蹤觀察就好了。下次再聽到它，不用緊張兮兮囉！

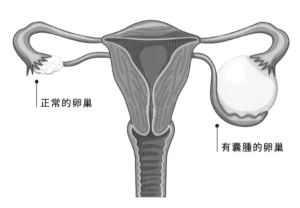

正常的卵巢

有囊腫的卵巢

圖5-1　正常卵巢與長了囊腫的卵巢差別

輕微子宮內膜異位症：及早懷孕有助於緩解病情

子宮內膜異位症可說是不孕女性的頭號天敵，處理時首先要考量它的嚴重程度。比較輕微的子宮內膜異位症，可以透過藥物壓抑女性荷爾蒙，使異常的病灶萎縮；有時候做腹腔鏡檢查及診斷時，也能順便進行燒灼治療；雖然不能根治，但可以減緩症狀。

由於子宮內膜異位症的成因和荷爾蒙變化有著很大的關係，懷孕本身就能減緩此病症的發展與惡化。所以，若有生育規劃，處理完後應積極準備懷孕。倘若置之不理讓子宮內膜異位症復發、惡化，屆時會更加不容易懷孕，千萬別傻傻的什麼都不做。

巧克力囊腫：別急著切除，採保守治療為上上策

如果長了卵巢巧克力囊腫，不只病患心慌慌，有時候也讓醫師感到很頭疼。如果不開刀處理，它會漸漸侵蝕卵巢正常的組織；但若開刀，因為好壞組織間的界線模糊，往往也會連帶切除掉部分正常的卵巢組織，讓卵巢功能受損，開與不開之間都是學問。

一般來說，我認為開刀清除單側巧克力囊腫，比較沒有問題，因為另一邊卵巢依舊保有正常功能，對日後懷孕影響沒有那麼大。

不過，若是兩側卵巢都長有巧克力囊腫，這種情況就較為棘手。這一類人我反而會建議採用保守治療，以抽吸引流的方式把內部的積血抽吸出來，這種方式不會傷及卵巢，之後再用藥物控制病情。

子宮息肉：阻礙胚胎著床時，可秒殺處理

「我切除息肉後隔月就順利懷孕了呢！」、「我沒有特別處理，後來也是照樣懷孕耶。」子宮息肉究竟會不會影響懷孕？總是造成不

孕夫妻熱議，而問題的答案確實也沒有那麼絕對。

想像一下，子宮腔就像一片大公園，大部分區域是柔軟平坦的草地「子宮內膜」，也偶有幾處大小不一的石塊「息肉」。有些胚胎長途跋涉後來到此，途中沒有碰到石塊，順利在草地停留下；但也有些胚胎行經路線剛好被石塊阻擋，就會影響到它著床。

同理，做人工生殖時也一樣，息肉若長在輸卵管連接子宮處，因為不會妨礙到胚胎植入，不處理也沒有大礙。然而，若息肉長在植入的動線上，例如子宮頸和子宮腔連接處，剛好堵住植入手術的通道，不小心戳到它時可能造成傷口流血，肯定會影響治療的成功率，這時候就會建議進行切除。

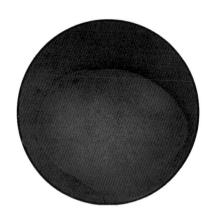

圖5-2　子宮鏡底下的息肉

切除子宮息肉的方式非常簡單，大家不用太過擔心，一般剪掉或燒掉即可，甚至比較小的息肉在檢查過程中，用水沖一沖、稍微頂一下，就掉下來了，基本上不會造成任何後遺症，也不會影響生育能力。

子宮內膜增生：有可能為癌前病變徵兆

「之前照超音波，醫生有點擔憂地說我子宮內膜比較厚，有可能是子宮內膜增生，要再安排檢查。奇怪，子宮內膜厚聽起來對懷孕有利呀？為什麼要擔心？」在門診中，我曾被病患問這個問題？

確實，子宮內膜會隨著月經週期發生厚薄變化；生理期之前，子宮內膜增厚，為可能到來的胚胎著床作準備；但若沒有胚胎到來，增厚的子宮內膜會流出經血，恢復原本的厚度。但子宮內膜增生可就完全不一樣，它不隨生理週期變化；所以有可能是子宮內膜癌的癌前病變徵兆。

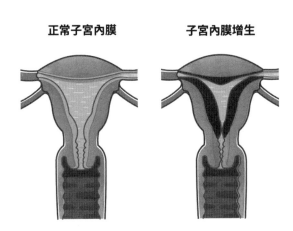

圖5-3　正常子宮內膜 vs. 子宮內膜增生

要怎麼確定是不是子宮內膜增生？必須進一步切下子宮內膜組織，經病理化驗後才能確定。如果沒有發現不正常的細胞變化，通常只要給予黃體素治療，抑制子宮內膜增生，患者便可積極備孕。反之，若確定細胞有異常生長，備孕的考量就需要暫時放一邊，先朝癌症方向著手治療了。

子宮肌瘤：視大小、位置、症狀決定處理方式

「怎麼辦！最近做檢查發現我長子宮肌瘤，到底要不要開刀切除？」很多女性朋友知道自己患有子宮肌瘤後，都陷入天人交戰，不動刀深怕肌瘤持續變大影響生育，動刀又怕產生術後後遺症，一樣不利胚胎著床。

子宮肌瘤是非常普遍的婦科疾病之一，它是從內膜底層肌肉層長出來的平滑肌細胞所組成。它與不孕之間的關聯一直是大家很關心的話題，其實要視肌瘤的特性，包含大小、生長位置、症狀嚴重性通盤檢視。

並非所有型態的肌瘤都會讓懷孕機率降低，有些時候也只要使用藥物追蹤治療，連開刀都不必。即便要動手術，對於有生育計劃的患者，要以保護生育能力為前提，盡量只切除肌瘤，保留完整的子宮，並且不傷及內膜。

當子宮肌瘤有以下病徵時，對生育會有較不良影響，這些情況下我才會傾向手術切除，以免夜長夢多：

- 子宮肌瘤大於 6 公分以上
- 往子宮腔內生長的黏膜下肌瘤
- 生長位置可能影響胚胎著床
- 已造成嚴重疼痛和月經頻繁、常出血不止

你可能聽過一些人切除肌瘤時，連帶把子宮切除；這通常是針對子宮肌瘤多次復發，而且未來已經沒有生育計畫的婦女做的根除性手術，一般生育年齡的年輕女性並不會走到這一步。

總而言之，若非疾病嚴重到不得不手術解決的程度，生殖專科的

醫師絕對不會輕易建議病患開刀，能以侵入性和傷害性愈小的方式處理愈好。而女性在完成生育之前，只要有醫師建議動婦科手術，一定要再到生育門診，或找生殖專科醫師尋求第二意見，以免造成不可逆的傷害！

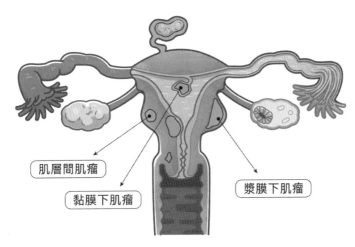

圖5-4　子宮肌瘤的常見型態

二、嚴重影響懷孕，哪些是難以避免開刀的情境？

以我的立場，若能不動手術當然最好。然而凡事有但書，一旦異常很有可能惡化成為惡性腫瘤和癌症，或是病症已對懷孕造成極大阻礙時，開刀就有它的必要性。

以下列舉三種較無法避免手術的情境，讓大家理解背後的考量：

情境一：卵巢畸胎瘤可能轉變為惡性腫瘤

一聽到畸胎瘤的組織裡面常包裹著頭髮、牙齒、骨頭和油脂，再加上「畸胎」兩個字，很多人第一反應想到的都是「好驚悚」、「太

詭異」！以為它是萎縮的胚胎所形成，或像怪醫黑傑克裡的皮諾可一樣，其實並不然。

畸胎瘤是一種卵巢瘤，成因與生殖細胞分化異常有關。早在患者自己在胚胎發育的初期，本應形成表皮部位的部分細胞，被帶到了卵巢部位。青春期之後，荷爾蒙開始產生變化，這些沉睡已久的細胞像是青春痘一般一顆顆逐漸開始滋長，形成畸胎瘤。

由於畸胎瘤有轉變為惡性腫瘤的可能性，而且有些畸胎瘤生長的位置會壓迫到卵巢，導致卵泡發育困難。所以，若病患確診長畸胎瘤，我會建議儘早做腹腔鏡切除腫瘤，杜絕後患。

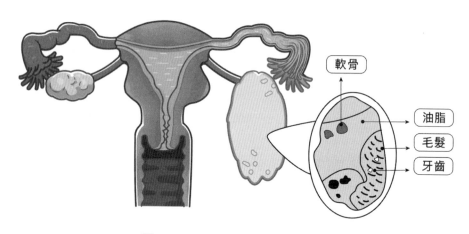

圖5-5　卵巢畸胎瘤與內部組成

情境二：嚴重子宮腺肌症可能造成反覆流產

還記得第三章曾經提過，子宮腺肌症是一種子宮內膜侵入子宮肌肉層的疾病嗎？輕微的情況下，腺肌症患者在使用藥物控制病情後仍可以懷孕，一旦發展到嚴重程度，即使懷孕也有可能反覆流產，最終得做腺肌症減積手術。

　　比較傷腦筋的是，腺肌症的病灶處與正常組織間界線很模糊，手術時再怎麼小心，也很難完全不破壞到正常組織。而且開刀並沒有辦法徹底根除患部，只能盡量將嚴重纖維化的肌肉清除，設法縮小病灶的範圍，趁還沒復發之際，讓病患趕快成功懷孕。

情境三：嚴重子宮腔沾黏導致胚胎極難著床

　　子宮腔沾黏通常是終止懷孕手術、感染或發炎後的後遺症。子宮內膜被破壞後，傷口周圍形成疤痕構造，會讓子宮內膜變薄，嚴重時甚至會使子宮腔空間變得極小，幾乎被封閉，胚胎根本沒有地方可以著床，而且若沾黏位置靠近輸卵管，也會影響輸卵管暢通。

　　這種情形頗為棘手，因為子宮腔沾黏必須以手術處理，而且術後也可能反覆沾黏，野火燒不盡，春風吹又生。很多患者都得經歷好幾次手術才能有明顯效果，患者要有心理準備。

　　我曾有一名病患因子宮腔沾黏，十幾年來無法順利懷孕。她曾在其他地方接受過手術，但沾黏情況並未改善。後來我採子宮鏡手術幫她清除沾黏，重建後再放入水球支架擴張空間，終於找到一小塊殘存的正常子宮內膜，搭配荷爾蒙藥物治療後植入胚胎，該患者順利懷孕。

　　以上任何一個病症的治療皆因人而異，包括第二節提出的狀況，這些都只是讓大家了解常用的治療方式。切勿自行診斷、套用舉例，不管選擇哪種治療方式，務必要和你的醫師討論，對治療達成共識後進行。

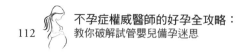
三、為什麼「養子宮」往往徒勞無功？

「子宮沒有顧好的話，小心老得快喔！」女性讀者對這句話應該不陌生。我深知「調養身體」觀念已深入入心，許多長輩不斷耳提面命要好好保養子宮，深怕得了「宮寒」，讓生殖系統機能變差。

其實這些說法並沒有經過科學方式驗證。許多「養子宮」的方法，對於婦科疾病的預防及治療，並無可以實證的效益。倚賴偏方，除了可能徒勞無功，還會延誤治療時間，使用錯誤方式更會傷害身體。

關於女性子宮，哪些是你應該要有的正確觀念呢？

迷思一：吃冰會造成不孕嗎？

人類是恆溫動物喔！

「少吃冰的，子宮才不會亂長東西。」、「月經來吃冰會肚子痛喔！」喝冰水、吃冰涼食物會傷害子宮的觀念，深植在臺灣人的心中。門診中有些病患還會問我：「備孕不能吃生魚片，對嗎？」

對於上述說法，我都一笑置之。直至目前為止，沒有任何科學證據顯示吃冰對女性的生殖系統有害。

人類是恆溫動物，國中生物課有教過對吧！我們的身體會維持恆定的溫度，因應外界的氣溫變化。當你吃冰時，這些食物或液體經過口腔、食道到胃部，溫度早已經上升到接近體溫，況且子宮和胃的中間，還有其他器官、橫膈膜相隔。

至於有些人吃冰會肚子痛、覺得不舒服，這其實是迷走神經在作祟。當局部低溫刺激干擾副交感神經系統，會引起反射性的肌肉收縮，

確實有可能導致拉肚子。這與子宮寒冷、傷害子宮完全八竿子打不著！

迷思二：雌激素保健品能保養子宮、養顏美容？

小心癌症找上門！

有些女性為了愛美，自行服用類似雌激素的產品，包括大豆異黃酮等近年來很夯的保健食品。這些行為真的令我很憂慮。

事實上，長期不當、過量攝取雌激素，非但保養不成，還有可能誘發子宮內膜癌病變。對於原本患有子宮肌瘤的婦女來說，則會導致肌瘤增長，反而傷害子宮，也造成醫師治療時的困擾。

我們確實在某些醫療情境中會用到女性荷爾蒙；例如，更年期的婦女可以使用女性荷爾蒙藥物降低身體不適；有些做試管嬰兒的女性在胚胎植入前，也必須適當補充女性荷爾蒙刺激子宮內膜增厚。在專業的用藥情境中，必須讓病患適時使用黃體素，以防止子宮內膜細胞癌化。

但在不知道這些原理和機制的情況下，胡亂補充雌激素保健食品，有可能增加罹患癌症的機率，同時也破壞荷爾蒙間的協調性，對養生和助孕都沒有實質幫助。

迷思三：私密處殺菌讓生殖系統更健康？

錯！好菌能抑制壞菌滋生。

市面上有不少私密處清潔產品，讓很多女性朋友以為陰部應該常常殺菌，呈現無菌狀態才健康。

這樣的觀念並不正確！健康的生殖道和子宮腔其實需要益菌共生；清潔殺菌就像是雙面刃，殺死壞菌的同時，好菌也被清除了。正常菌叢生態平衡被打破，反而給病菌快速生長的機會，引發感染、發炎。若是發生於懷孕婦女，還有可能有害胚胎早期發育。

想要提升子宮的菌相平衡，可以補充適合的益生菌，這個方法應該出乎你意料之外吧！有研究證實[5]，益生菌能維持生殖道和子宮的菌叢生態平衡，抑制壞菌繁殖，降低胚胎著床失敗和流產的風險。

該怎麼補充益生菌才有效呢？經由口服最簡單，腸道裡面的益生菌會跟著糞便排出，留在肛門口的微量益生菌會慢慢移轉抵達生殖道；另外，有一些益生菌也做成塞劑的形式，可直接放置於陰道裡面。這些都有助於增加好菌，減少壞菌在子宮泛濫滋長。

迷思四：子宮老化，不孕跟著來？

子宮相對沒有老化的問題。

坊間有許多說法，號稱能藉由保養讓子宮「恢復年輕」、提升受孕機率；我只能說，這完全是假議題，因為一開始的論點設定就是錯誤的。

相對於卵巢和其他身體器官，子宮並不發生明顯的老化現象，而子宮的年紀更不是造成生育困難的主因！瑞典曾有女子接受一名 60 幾歲婦女的子宮移植後，成功懷孕生產的案例；我們也看過很多年紀相當大的婦女，接受卵子捐贈後，同樣生下小孩。

5　參考資料：Lledo, B., Fuentes A., Lozano F. M., Cascales A., Morales R., Hortal M., Sellers, F., Palacios-Marques, A. R., Bermejo, Quereda, F., Martínez-Escoriza, J. C., Bernabeu, R., Bernabeu, A. 2022. Identification of vaginal microbiome associated with IVF pregnancy. Sci Rep. 12(1):6807.

　　子宮是不是和你以為的很不一樣？傳統保養子宮、生殖系統的方式往往沒有辦法達到你預期的功效。「養子宮」有意義嗎？現代醫學告訴我們：只要不傷害、破壞子宮，它就能維持正常、健康的運作。

四、改善子宮環境，也別忽略卵巢功能隨時間流逝

　　上一節末告訴大家：「子宮比較沒有老化疑慮。」接下來肯定有人會問，既然沒有時間壓力，那是不是把子宮環境調整到最佳狀態，再來準備懷孕，更加萬無一失？

　　乍看下好像沒有錯。不過別忘了，子宮不會老，可是卵巢會老啊！我們前面花了許多篇幅說明時間不等人。有生育困難的婦女在優化子宮環境的同時，應該趕緊接受生育治療，這兩件事完全不衝突，好好把握女性的生育時鐘才是最好的對策。

　　以下我舉兩個案例進行比較，相信大家就更能理解這個概念：

生育治療、疾病處理同步進行，效率更高！

　　小芳和阿美兩人都剛滿 38 歲，因為想要懷孕，同時來進行檢查，都發現患有子宮黏膜下肌瘤。在其他身體條件都差不多的前提下，小芳卵巢狀態較差一點，AMH 值為 1.5，而阿美 AMH 值為 1.8，因為採取了不一樣的治療手段，最後小芳比阿美更早懷孕至少一年半。

　　兩人同時開始面對生育問題，但懷孕時間卻差很多，為什麼呢？

　　從圖 5-6 的時間線，我們能看到小芳當機立斷，及早開刀切除子宮黏膜下肌瘤，並且在子宮休養的同時進行取卵療程，並把胚胎冷凍起來，為試管嬰兒作準備。等她的子宮復原，馬上安排胚胎植入，也順利懷孕，這時小芳剛滿 38 歲半。

　　反觀阿美，獲知患有子宮肌瘤後，卻想要先靠著調養，讓肌瘤自行縮小，沒想到調養了一年後沒有效果，才趕緊安排肌瘤切除手術。手術後休養了半年後，才決定做試管嬰兒治療，這時卵巢功能變得更差，AMH 值掉到 1，前前後後又花了半年時間多次取卵，才蒐集到足夠的胚胎，等到可以植入時，阿美已經 40 歲，懷孕相對更吃力。

別再消極等待，懷孕年齡禁不起蹉跎

　　從阿美與小芳的個案對比，我們可以發現：如果已經是生育年齡的末尾，及早採取積極治療方案，讓子宮進入最適合懷孕狀態，並且與試管嬰兒的取卵療程雙軌併行，將是最有效率的方案。

　　早期因為冷凍技術還不盛行，試管嬰兒只能以新鮮週期植入，只好先處理子宮的問題，再來處理卵巢問題。

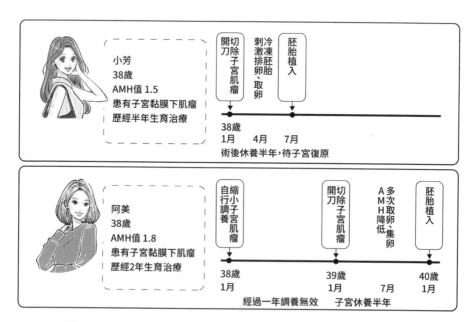

圖5-6　不孕高齡女性不該浪費時間等待，錯失黃金受孕期

　　不過，隨著醫療發展，冷凍胚胎的技術已經相當成熟、安全，我們可以一邊準備胚胎，一邊治療子宮的婦科疾病，尤其動手術後，至少都得再休養半年左右，所以高齡、卵巢早衰、卵子庫存量少的不孕婦女更應該把及早取得卵子視為第一要務。

好孕醫師答

卵巢功能差，同時治療不孕和子宮肌瘤才是合理策略

　　回應 Tracy 的問題，既然長有輕微巧克力囊腫，藥物治療優先於手術，這個原則是對的。不過，有關子宮肌瘤要不要開刀？能不能不開刀？這沒有標準答案，必須依本章中談到的四個方面綜合評估。若其醫師的見解無法完全讓妳感到安心，或許可以再尋求其他醫師的醫療建議。

　　至於檢查後發現 AMH 值已經偏低，趕緊進入生育治療是必要的選擇，造成妳不孕的可能原因很多，子宮肌瘤或許只是其中一項，身邊的成功故事僅是少數案例，不代表這是常態。而卵巢功能隨著時間持續走下坡，更為要緊，妳的醫師診斷有其合理性，真的別再花時間「養子宮」囉！

　　最後，這些觀念希望大家明白：

- 針對有生育計劃的人，婦科疾病處理無論是保守治療或手術治療，皆會以保留或提升生育能力為優先考量，制定適合的治療策略。
- 為了不耽誤生育，考量患者的年齡和卵巢狀態，婦科疾病處理和生育治療最好同步進行。
- 子宮受到破壞後，往往難以恢復到最初的狀態，坊間養子宮的方式絕大多數沒有實際幫助。

第 6 章

非得做試管嬰兒嗎？

——認識生育治療三支箭

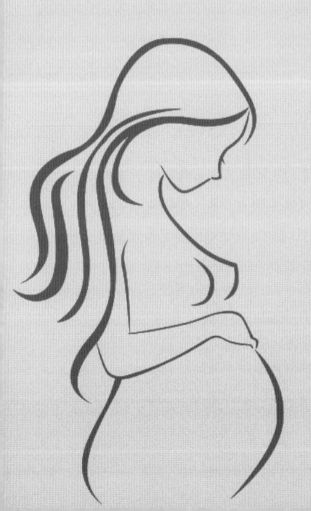

讀了本章，你將知道：

1. 不孕症治療方式有哪些，適用哪些族群，能解決什麼問題？
2. 各種不孕症治療方式的流程，如何進行？
3. 若療程成效不彰，什麼時候該往進階療程邁進？
4. 破除試管嬰兒的三大迷思。

好孕大哉問

除了試管嬰兒，還有別的選項嗎？

James

年齡：31 歲

職業：服務業

興趣：看飛機起降、攝影

　　和老婆結婚兩年多來一直沒有成功懷上孩子，這半年來家人逼得緊，我們上個月終於下定決心去看生育門診。

　　檢查結果出來，我的精液品質沒問題，精蟲數量、活動力和型態都在正常範圍內；而老婆因為有輕微子宮內膜異位症，導致排卵不規則，其他現階段倒沒有看到什麼異常。

　　醫師認為我們年紀還輕，也沒有嚴重的問題，可以先嘗試使用藥物誘導排卵，回去自己「做功課」，說不定就能順利懷孕了。若還是沒有辦法，再來考慮做人工授精。

　　老實說我很驚訝，來看診之前，我們已經做好了要做試管嬰兒的準備，甚至連未來的費用支出都規劃好了，沒想到我們竟然還有這些治療方式可以選擇！

　　不過我們現在也在考慮，是不是直接做試管嬰兒，更能百分之百保證懷孕？而且聽說誘導排卵後自行同房，和人工授精都會有多胞胎的問題。我該冒這樣的風險嗎？

　　你有跟案例中 James 夫婦一樣的迷思嗎？以下的對話，不誇張，三天兩頭發生，幾乎已經快成為我的門診日常，更積極一點的病患，還一副隨時準備「慷慨就義」的模樣前來。

　　「我們以為來看不孕就是要做試管嬰兒。」

　　「聽朋友說去看不孕，醫生都馬上要他們做試管嬰兒。」

　　「新聞上好多名人做試管嬰兒的消息，我們猜這應該是最好的方案。」

　　近年試管嬰兒愈來愈普及，使得不少有生育問題的夫妻以為去看生育門診，就等於要做試管嬰兒。如果這是可以接受的選項，有心理準備不是壞事，但對於某些人來說，以為沒有別的選項，就成為壓力，讓他們對於就診望而卻步，拖延接受生育治療的時間。

　　拜生殖醫學不斷進步所賜，試管嬰兒技術的確完成許多人當父母的夢想。然而，許多時候，割雞焉用牛刀？並不是所有的生育問題都得靠試管嬰兒技術才能解決，也不是每個人都要馬上進入試管嬰兒療程。

　　事實上，如同前面幾章提到的觀念，針對病患不同情況和條件，不孕症治療的原則一樣是從非侵入性到侵入性、從初階到進階、從簡單到複雜，包括利用藥物輔助受孕、人工授精，最後才是體外受精的試管嬰兒技術。

　　以下我將循序漸進，從簡易藥物輔助受孕開始，介紹三種主要的

生育治療方式介紹，想要懷孕的夫妻，請與醫師充分溝通，選擇最適合自己的療程。

一、簡易藥物輔助受孕：單純排卵異常者適用

簡易藥物輔助受孕（Timed Sexual Intercourse, TSI）適用於像 James 夫婦一樣，雙方年紀比較輕，且男方精液品質正常、女方沒有合併其他嚴重婦科問題，較單純為排卵或女性荷爾蒙異常所造成的不孕。

排卵功能異常和荷爾蒙失調是女性最常見的生育問題。即使月經每個月都規律地來，卵巢也不一定有排卵；就算有排卵，有些人因為女性荷爾蒙不足，也沒有辦法提供適合受精卵著床的子宮內膜環境。兩種情況都不利於懷孕，但運用排卵藥物就很有可能解決。

表6-1　簡易藥物輔助受孕適用情境

	男性	女性
	能正常同房	
適用條件	● 輸精管暢通 ● 精液品質正常	● 年輕 ● 雙邊輸卵管暢通 ● 沒有嚴重婦科疾病，如巧克力囊腫、子宮肌瘤等（輕微子宮內膜異位症可嘗試）
對應症狀／問題	－	● 有排卵異常，或排卵次數減少問題 ● 女性荷爾蒙異常，無法受孕

簡易藥物輔助受孕的流程

說明簡易藥物輔助受孕的流程前，我每次都會想到診間一件和患

者交談的趣事。那是一對 20 幾歲的年輕夫妻，因為檢查後沒有嚴重異常，我建議他們先吃排卵藥看看效果。

「接下來我會先開藥，再跟你們約時間回診追蹤，如果卵泡有發育，那幾天回家要『做功課』喔！」

「功課？是要紀錄什麼嗎？」

「唉呀！就是你們要自己同房啦！」他們滿臉的疑惑瞬間豁然開朗。

沒錯，進行簡易藥物輔助受孕療程的最後一哩路，就是夫妻必須在女生最容易受孕的排卵期間，於正確的時間內「按表操課」，男女雙方都要好好配合，才有機會懷孕。

在這之前，醫師會先讓太太服用排卵藥，或使用少量的排卵針劑，促進卵泡確實發育，使當週期不只一顆卵泡成熟、排出，同時也改善女性荷爾蒙和黃體素不足的問題。追蹤卵泡成長情形後，就能估算出什麼時候會排卵。

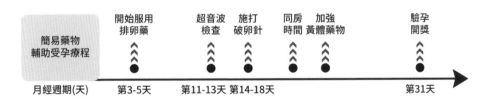

圖6-1　簡易藥物輔助受孕療程圖

以上就是最初階的生育治療方案。生育能力基本上正常，也沒有急迫時間壓力的人，我建議可以先嘗試，藉由這種相對簡單的方式就能懷孕的大有人在！

二、人工授精：突破子宮頸，縮短精卵結合的距離

「假設 James 夫婦嘗試多次簡易藥物輔助受孕後，仍然沒有辦法懷孕，又該怎麼辦？」

問的好，這時候我們就要考慮採取下一個進階的方式：人工授精（Intrauterine Insemination, IUI）。

人工授精的流程

人工授精主要是將先生的精蟲，在太太的排卵期直接注入子宮腔內，如此一來便能讓精蟲突破子宮頸的障礙，大幅增加精蟲游到輸卵管末端受精位置的數量，減少精蟲的陣亡率，增加受孕的機會。

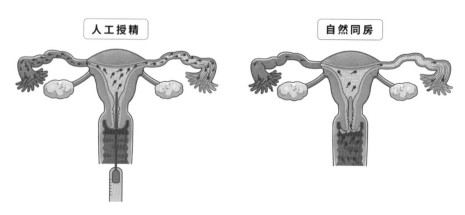

圖6-2　人工授精能大幅增加精蟲到達輸卵管末端的數量

治療流程上，太太一樣要先誘導排卵，刺激同一週期有較多卵泡發展起來；透過超音波和抽血追蹤確認卵泡成熟後，施打破卵針釋出卵子。接著在預定人工授精的當天，先生必須自行取精，將精液交由實驗室洗滌、篩選，最後把濃縮處理過後的精液以精細的人工授精管，

注射到太太的子宮腔裡面，約 2 週後驗孕確定結果。

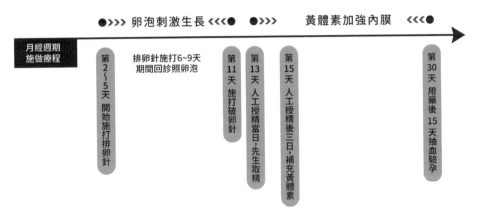

圖6-3　人工授精療程圖

　　人工授精能解決輕微男性不孕的問題，例如精蟲數量、活動力沒有達到標準（但又不至於嚴重不足）；女性部分若有輕微子宮內膜異位症、子宮頸狹隘、陰道痙攣導致無法同房等狀況，都可以嘗試。

　　不過，因為精子和卵子受精通常發生在輸卵管，要做人工授精，女性至少要有一邊的輸卵管暢通，同時也不能有太嚴重的骨盆腔沾黏問題。

表6-2　人工授精適用情境

	男性	女性
適用條件	● 簡易藥物輔助受孕嘗試多次失敗者	
	● 活動精蟲處理後數量至少要達到總量500～1000萬隻水準	● 年紀尚可 ● 輸卵管至少一邊暢通 ● 沒有嚴重骨盆腔沾黏問題
對應症狀／問題	● 輕微男性不孕問題，例如精蟲數量、活動力沒有達到標準 ● 性功能障礙	● 輕微子宮內膜異位症 ● 有子宮頸狹隘、受損問題 ● 無法正常進行性行為

影響人工授精成敗的三個關鍵技術

隨著人工生殖醫學開始介入，醫師的技術、實驗室的設備等，都成為影響人工授精成功與否的因素，其中有三個環節至關重要。

1. 精準使用排卵藥物：讓患者不再懷上多胞胎

關於開頭案例中 James 擔心簡易藥物輔助受孕和人工授精容易產多胞胎，這顧慮確實非空穴來風。為了提升懷孕機會，使用刺激排卵藥物，將使卵泡形成多於正常狀態。若是 2 顆以上卵子同時進入輸卵管並成功受精，就有可能發生多胞胎妊娠。

多胞胎懷孕對孕婦和胎兒都有更高的併發症風險；而過去做人工授精確實比較難掌握排卵的數量。據研究，口服排卵藥的婦女生下雙胞胎的機率為 10％，高於完全自然懷孕產下雙胞胎的機率。

但隨著用藥愈來愈精準，現在誘導排卵的顆數以控制在排出 2 ～ 3 顆為原則，不會追求更高的數量，既能達成增加懷孕率的目的，同時避免不必要的多胞胎妊娠風險。

2. 洗滌、濃縮處理精蟲：挑出「精」兵，降低受精時的不確定性

很多人好奇，取精後的精液為什麼不能直接使用，還要經洗滌、濃縮處理後才能放入太太的體內呢？這與精液本身某些成分可能會阻礙受精有關！

精液是由精蟲和精漿組成，精漿又包含了前列腺液和其它黏液、菌塊、雜質。其中，前列腺液中的前列腺素會引起子宮收縮，阻擾精蟲前進輸卵管受精，也不利於後續胚胎著床；而菌塊、雜質和死掉的精蟲則有可能造成子宮內膜發炎，讓受孕的環境變差。

　　既然已經透過一定程度的醫療介入，肯定要挑選出「精」兵，不要讓太多拐瓜劣棗和不確定因素造成負面影響，如此將能更順利達成受精目的。

3. 精液植入技術：影響治療懷孕率高低的核心

　　控制排卵數量、處理完精液後就萬無一失了嗎？不盡然，最後醫師將精液注射進子宮腔的授精動作，也會影響人工授精的結果。短短幾分鐘的事，卻必須要有高度的技巧。

　　這中間技術的差別，在於把精液放進子宮腔時，必須緩緩地分批灌注，讓精蟲順利往輸卵管的方向移動，小心不讓精液逆流到陰道去，才能達到較高的成功機率。各生殖中心人工授精懷孕率有高低之別，關鍵原因往往在這一步。

　　以上是人工授精療程的幾個注意事項。人工授精適用於夫妻雙方不孕狀況較輕微、年紀還不算太大，且太太排卵刺激反應還不錯的對象，符合以上條件，幾次嘗試後大部分人都有一定成功懷孕的機會！

三、試管嬰兒：解決多種嚴峻生育難題的方式

　　萬一 James 夫婦嘗試人工授精約 3 次以後，還是沒有懷孕。除了要進一步找出是否有其他細微的異常，導致不孕外，我也會建議他們改採更高階的試管嬰兒療程（In Vitro Fertilization, IVF）。

　　試管嬰兒可說是目前不孕症的終極臨床治療，應用層面更加廣泛，舉凡嚴重的男性不孕問題，女性輸卵管阻塞、骨盆腔沾黏、嚴重子宮內膜異位症、腺肌症等等，過去許多束手無策的問題，都能借助這個技術克服。

表6-3　試管嬰兒適用情境

	男性	女性
適用條件	●預期人工授精成功機率太低，或嘗試多次皆失敗	
對應症狀／問題	●年紀較大 ●夫妻平常沒有同住、長期不能見面	
	●精蟲過少、活動力不佳、品質不好 ●品質不好 ●無精症 ●需要借助捐精	●卵巢衰竭、卵巢庫存量低 ●輸卵管功能不佳、阻塞 ●子宮內膜厚度與排卵時間搭配不上 ●患有嚴重子宮內膜異位症、巧克力囊腫等 ●多囊性卵巢症候群 ●骨盆腔沾黏 ●曾有多次流產經驗者 ●需要檢查胚胎有無染色體或基因問題者 ●婦科手術後希望能趕緊懷孕者

試管嬰兒的流程

　　試管嬰兒簡單來說就是體外受精。我們會先試圖極大化太太同一週期成熟卵泡的數量，將卵子與先生的精子分別取出後，於實驗室的培養皿中進行受精和胚胎培養；胚胎在體外培養至一定程度後，再選擇合適、健康的胚胎植回母體，協助懷孕。

　　當然，因應各種難題，從基本治療模式上又衍生出許多細節。一名專業的生殖專科醫師，在誘導排卵、取卵、胚胎培養和植入等環節，應能依照患者的個別差異，打造專屬的治療策略，讓治療發揮最大效益。其中重要觀念和各種細緻作法，將於後續四章中探討說明。

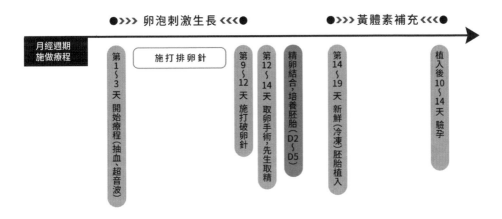

圖6-4　試管嬰兒療程圖

衛福部試管嬰兒療程補助

　　另外，有些人可能會擔心試管嬰兒療程費用較昂貴，會不會難以負荷？為此，衛福部自 2021 年起實施試管嬰兒療程補助方案，只要符合一定條件，於衛福部國健署特約人工生殖機構進行試管療程，且太太年齡不超過 45 歲，首次申請最高補助 10 萬元。成功生下寶寶後，下一胎還可重新計算補助次數。建議不孕夫婦善加利用，提早進行生育規劃：

- ≦ 39 歲：同一胎次補助最多 6 次
- 40 ～ 44 歲（含）：同一胎次補助最多 3 次
- ≧ 45 歲：不予補助

表6-4　不孕症治療（試管嬰兒）補助額度

		取卵至形成 胚胎植入	僅取卵， 無法植入胚胎	僅植入胚胎
申請資格		● 夫妻雙方至少一方具有中華民國國籍 ● 太太年齡在 45 歲（不含）以下 ● 經人工生殖機構醫師診斷為不孕症，須接受試管嬰兒療程		
補助 金額	首次申請	10 萬	7 萬	3 萬
	再次申請	6 萬	4 萬	2 萬
備註		● 一般不孕夫妻首次申請最高補助10 萬元，再次申請者最高補助 6 萬元 ● 中／低收入戶每次補助上限15 萬元 ● 依實支金額，給予補助		

資料來源：TFC、國健署

　　寫到這裡，想再進一步和大家談談民眾對試管嬰兒療程常有的迷思，很多時候患者問起，我雖然在診間笑笑帶過，但心底實在很想好好糾正這些錯誤的觀念和不合理的期待，不吐不快！

迷思一：試管嬰兒比較易早產、不健康？

與自然受孕的寶寶毫無二致。

「我聽說試管嬰兒很容易早產，小孩比較不健康，這是真的嗎？」

　　很多人認為試管嬰兒比較容易早產、對母體傷害大，這是過時的觀念了！早期因為技術較不純熟，為了提升懷孕率，常一次植入多顆胚胎，導致媽媽容易懷上多胞胎。如果懷有多胞胎，胎兒早產機率相對比較高，而早產兒的健康又容易出狀況，這是理所當然的。

　　不過，隨著醫療技術發展至今，相關法規和指引對於胚胎植入顆

數有上限規定，現在做試管嬰兒基本上都是以生下健康的單胞胎為目標，以 TFC 做成功的試管嬰兒療程，單胞胎比例高達 93％（統計至 2023 年），民眾不用過度擔心寶寶的早產問題。

表6-5　試管嬰兒胚胎建議植入顆數

	孕婦年齡			
	35 歲以下	35～37 歲	38～40 歲	41 歲以上
胚胎植入顆數	1～2	≤2	≤3	≤4

資料來源：臺灣生殖醫學會

也有人聽過一個說法：試管嬰兒的智力發展和學習能力表現是不是比較差；這是真的嗎？

事實剛好相反。北歐研究顯示，試管嬰兒的學習表現不僅和自然受孕產下的小孩沒有差別，甚至未來的學習成就還更好一些。雖然這可能與試管嬰兒在成長過程中，受到家長更多關注有關，不過也能證明沒有學習力落後的問題。

迷思二：試管嬰兒技術保證一定生？

年齡不只決定自然懷孕率，也影響試管嬰兒懷孕率。

「人工生殖技術很發達，等到生不出來的時候，再去做試管嬰兒就好了吧？」

我的門診中常見許多 40 幾歲的高齡婦女，有很多人都結婚多年，並抱持著「之前沒有特別想生小孩，而且現在可以做試管嬰兒，反正都還來得及」的想法。聽到這些話，我總是忍不住在心裡深深地嘆了

一口氣。

　　試管嬰兒雖然是目前生育治療最高階的治療方案，但不代表它沒有極限。影響試管嬰兒成功與否的因素很多，包含精子及卵子的品質、母體的生殖條件、醫師和實驗室的技術等等，其中女方年齡更是關鍵中的關鍵。

　　在第一章裡，我們已經知道，女性的生育能力會隨著年齡下降，這個鐵則套用在這裡也一樣。109 年國健署統計，38 歲以下女性做試管嬰兒的活產率為 30%，到了 40 歲活產率小於 10%，42 歲以上活產率小於 5%，45 歲以上的活產率極低，要懷孕，得有一點奇蹟出現。

表6-6　不同年齡女性做接受試管嬰兒治療之活產率

	年齡			
	38 歲以下	40 歲以上	42 歲以上	45 歲以上
懷孕率	30%	≤10%	≤5%	極低

資料來源：國健署

迷思三：都做到試管嬰兒了，還無法一次成功？

　　細微的異常有時在治療後才會發現。

　　「為什麼朋友做一次就成功，我卻做了好幾次？」

　　很多人做試管嬰兒一次就懷孕，但也有人植入胚胎好幾次，好不容易才懷上寶寶，究竟試管嬰兒做幾次會成功？我想沒有人敢誇下海口保證。

　　我常比喻做試管嬰兒像在闖關，對病患是如此，對醫生亦然。有許多導致不孕的原因並不是那麼顯而易見。潛藏、不明的因素往往要等病患接受試管嬰兒治療時，才能找到癥結點。換句話說，必要時，試管嬰兒不僅是治療，同時也帶有點「透過實作發現問題」的意味在。

　　舉個例子，我曾碰過一些看似正常的夫妻，常規檢查做完都沒有問題，但嘗試了幾次人工授精和試管嬰兒就是不懷孕，歷經一、兩次調整後，發現原來他們的胚胎長得比較慢，等到胚胎長到適合植入的形態後，卻早已經錯過子宮內膜可以著床的時間。在我們發現這個現象後，據此調整植入胚胎時間後，就順利懷孕了。

　　此案例中導致患者不孕的原因，幾乎無法透過任何檢查手段預先得知，唯有實際嘗試幾次試管嬰兒療程，排除許多可能性後，才能推理得知，並從調整方案與成功受孕過程中驗證。

　　做試管嬰兒若能一次達陣當然很好，但假如未成功，患者也不必太過沮喪，只要醫師能通盤檢視可能原因，提出改進的解決方案，接下來仍有很大的成功機會。

四、不孕症療程該做哪一種？選擇最適合自己的

　　「何醫生，你說了那麼多，到底哪種生育治療的方式比較好？」十個人裡面有九個人會問，其實，與其問說好、不好，不如問是否適合、是否需要。

不孕症治療需綜合考量生理及經濟因素

原則上，經過一系列的檢查後，醫師會根據求診的年齡、身體條件給予治療的建議，並分析其中利弊。不過，在臺灣畢竟不孕症的診療項目多屬自費，花費和經濟壓力也是患者需綜合評估的一環。

以簡易藥物輔助受孕而言，一次的療程費用約為 1 萬元；人工授精一般則在 3 萬元左右；第一代試管嬰兒（傳統的體外授精技術）一次療程大概 15 萬，不過若有冷凍保存處理、加做高階檢驗項目，費用還會往上疊加，想要做一次試管嬰兒，得好好衡量自己的預算。

只要情況允許，我會建議病患從簡易藥物輔助受孕→人工授精→試管嬰兒，循序漸進嘗試，如果上一階段的治療沒有成效，再往下一階段升級。

循序漸進 ≠ 原地不前，療程無效就該換！

不過，這不代表可以一直盲目嘗試較簡易的療程；進行藥物輔助或人工授精多次仍無效，就該及時停損，以免浪費時間。

理論上，30 歲以下的女性，未來還有較長的時間可以生育，在簡易藥物輔助受孕和人工授精階段可以各嘗試半年；而 30 至 35 歲的女性，至多 3 個月。

表6-7　3 種主要不孕症治療方式綜合比較

	簡易藥物輔助受孕	人工授精	試管嬰兒
回診次數	約 2～4 次	約 2～4 次	至少 5～6 次
花費（次）	約 1 萬	約 3 萬	約 15～25 萬
醫療侵入程度	沒有	中等（可能須施打排卵針、植入精液手術）	較高（須施打排卵針、進行取卵及植入胚胎手術）
適用／必要採用條件	● 適合較年輕的夫妻 ● 必須能正常同房 ● 先生輸精管暢通，且精液品質正常 ● 太太雙邊輸卵管暢通，且沒有嚴重婦科疾病	● 簡易藥物輔助受孕嘗試多次失敗的夫妻 ● 太太輸卵管至少一邊暢通，且沒有嚴重骨盆腔沾黏問題	● 評估人工授精成功率低 ● 多次嘗試人工授精失敗 ● 身體本身必要條件限制最少

資料來源：作者

　　如果是38歲以上的不孕女性，不好意思，時間寶貴，延誤不起了。
優先選擇試管嬰兒療程吧！

　　根據美國大型研究發現，38 歲以上的女性要獲得寶寶，先做 2 次
人工授精再做試管嬰兒，跟直接做試管嬰兒比較，反而後者的整體治
療費用比較低，也不必等待那麼長的時間。

表6-8　各年齡層建議嘗試不同療程的頻率和次數

	30 歲以下	35 歲以下	38 歲以上
簡易藥物輔助受孕	半年（約 6 次）	3 個月（約 3 次）	✕
人工授精	半年（約 4 次）	3 個月（約 2 次）	✕
試管嬰兒	─	─	直接做試管嬰兒

資料來源：作者整理

好孕醫師答
較低階的治療方式也有機會達成懷孕目標

相信James如果有讀本章，心裡的疑問應該已經順利化解了。

雖然你太太有排卵異常的問題，但由於你們年紀還年輕，你的精液品質也沒問題，可以先嘗試簡易藥物輔助受孕的方式治療不孕，或許借助幾次藥物輔助，就能順利懷孕。

如果未成，再接著往下嘗試人工授精，用不著馬上做試管嬰兒治療。經驗豐富的醫師能更精確選擇用藥，而你擔心使用排卵藥物會有多胞胎問題，現在已經很少發生了，大可放心配合醫師的診療，開始接下來的療程！

最後，我想要提醒大家：

● 生育治療與不孕檢查一樣，原則上循序漸進從低階往高階的療程進行；然而，若低階療程成效不佳，不要站在原地停滯不前，建議諮詢醫師意見，往下一階段前進。

● 每種療程都有不同的適用情境和條件限制，請與醫師共同討論出最適合自己的方案。

不孕症治療不是「包懷孕」的仙丹妙藥，放下不切實際的期待，及早就診、檢查，能更早讓醫師協助大家達成生兒育女的願望。

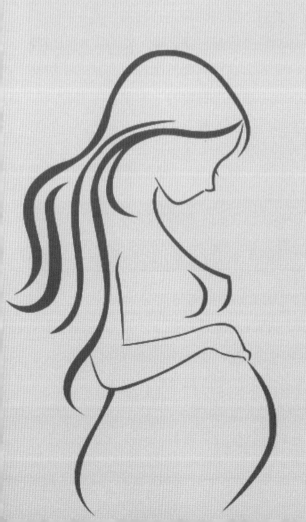

第 7 章

誘導排卵時要追求「自然」？

——以為顧身體，其實根本不適合

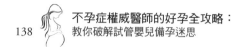

讀了本章，你將知道：

1. 常見的誘導排卵方式有哪些？差異為何？適合哪些人？

2. 為什麼坊間標榜的自然週期療法、微刺激療程，其實不適合大部分人？

3. 取卵數量達不到預期目標時，有多嚴重，該怎麼辦？

4. 打排卵針和取卵手術到底會不會痛？可以克服嗎？

好孕大哉問

是不是打排卵針讓我的卵不見了？可不可以不要打針？

Zoey

年齡：35 歲

職業：業務員

興趣：看電影、唱 KTV

　　回想起前一陣子決定要做試管嬰兒，在療程開始之前，我曾經詢問過醫生，市面上有一種「微刺激法」，好像只要吃藥就好了，我很害怕打針，不知道能不能用這種方法？當時醫師說我不適合，但詳細的原因醫師也沒細說。

　　總之，接下來就開始了我的打針地獄。嗚……每天早上我總是一手拿著針，一手掐著自己的肚皮，猶豫許久才敢把針刺進肚皮裡，「哎喲痛死！」這時候忍不住想：為什麼一定要打針，不能吃藥就好了嗎？

　　而且打了 2 針之後，我開始有腹脹、噁心的感覺，有時候連

覺都睡不好！我以為忍受不舒服能換來甜美的果實，結果今天取卵只取到 15 顆，回診時超音波明明看到有 18 顆呀？為什麼 3 顆不見了？誰還我呀？

醫生告訴我這樣的成果其實很不錯，請我別焦急，先等待明天授精和胚胎培養的結果。雖然醫生這麼說，我還是感到有點失落和擔心，不知道是不是副作用的關係，導致那 3 顆卵後來沒有辦法取呢？如果能多取一些就好了。

提到試管嬰兒，你會聯想到什麼？

「好像得天天打針，心好累......。」

「打針很痛、很不舒服吧？」

「打這些針會不會對身體不好啊？」

沒錯，相信不少人腦海中立刻浮現「打針」兩個字。

這個過程確實對病患比較辛苦，要稍微忍受身體不適，克服自己打針的關卡，還有許多用藥的細節與步驟得留意，坊間甚至流傳誘導排卵藥物對身體有害，這些都造成不少女性朋友心理極大的壓力，甚至成為遲遲不敢接受治療的絆腳石。

我常說：恐懼往往源自於不了解。如果你對這個環節充滿負面的想像，總是覺得愈少醫療介入愈好，讀完本章的說明，相信能化解你的擔憂和不安。

一、誘導排卵原理簡單說：一卵獨大→群卵長成

正常情況下，絕大多數的女性每個月只排一顆卵子，這在試管嬰

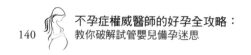
兒療程中是遠遠不夠用的；因為後續受精、胚胎發育過程，除了人為淘汰品質沒那麼好的卵子或胚胎，多少也有自然耗損的風險。

為了增加受精、胚胎培養成功，乃至於提升最後受孕的機會。我們要想辦法刺激同一期間更多卵泡發育、成熟，讓我們一次取得足夠數量的成熟卵子。

誘導排卵原理＝刺激排卵＋穩卵＋熟卵

那麼該怎麼做能刺激更多卵泡發育成熟，並讓我們順利取出呢？先歡迎本次的兩大主角出場：

- FSH（濾泡刺激荷爾蒙）：刺激基始卵泡發育為卵泡
- LH（黃體生成激素）：刺激卵子成熟，使卵泡破裂排卵

1. 刺激排卵：藉由荷爾蒙調控，促進卵泡發育和排卵

FSH 和 LH 是由腦下垂體分泌的荷爾蒙，月經週期裡卵泡在 FSH 刺激下成長到足夠的大小後，腦下垂體會再大量分泌這兩種荷爾蒙，驟增的 LH 會促使排卵。

在沒有使用藥物的情況下，腦下垂體分泌出的荷爾蒙只夠一顆卵泡成熟排卵，其他一同發育，無法成熟的一群卵泡會萎縮消失；但是當我們額外施打含有這兩種荷爾蒙成分的「排卵針」後，就有機會讓原本會萎縮的卵泡發育長大，這就是刺激排卵的作用。

2. 穩卵：預防卵泡破裂，卵子自行排掉

只要讓夠多的卵子成熟就好了嗎？欸，沒有這麼簡單！

如果只有一味地給予刺激，卵泡成熟後會自行破裂，排出卵子，一旦卵子排到體內，要再找到並取出無異於大海撈針。所以除了刺激，

還要適當控管，讓卵子乖乖在卵泡中發育，確保我們能在最佳的時機從直接卵泡中取到最多的卵，這個過程稱為「穩卵」。

如何做到穩卵這個平衡機制？前面有提到，當 LH 驟升時，會帶給卵巢排卵的訊號。所以我們可以透過三種方式給予不同藥物，達成阻止排卵目的：

1. 施打停經針：一開始便讓腦下垂體減少分泌內生的 LH，避免它快速上升。

2. 使用拮抗劑：在卵泡長大到一定程度後，抑制腦下垂體分泌 LH。

3. 口服黃體素：刺激排卵的同時服用黃體素，也能有效降低 LH 分泌。

3. 熟卵：最後催熟卵泡，以利取卵

現在一切都在掌控之中了，取得卵子前的最後一步：注射所謂的「破卵針」。很多人一聽到這個名稱，直覺聯想：是不是會很痛？請大家放心，實際上它的作用並非真的讓卵子破掉，而是讓卵子達到最成熟的狀態，稱它為「熟卵針」似乎更符合它的效果。

目前催熟卵子藥物的成分有 hCG（人類絨毛膜促性腺激素）和GnRH（性腺刺激素釋放激素）兩種，原理雖有些不一樣，但都能誘發卵子成熟。通常施打之後的 36 小時前後，醫師便會安排取卵手術，正式完成一輪誘導排卵的療程啦！若等更久，卵泡可能破開，釋出卵子，就前功盡棄了。

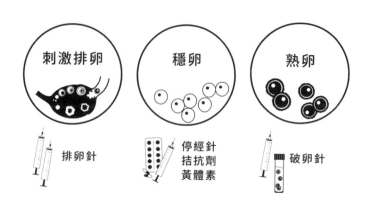

圖7-1　誘導排卵的原理

　　在這裡，我先解答三個有關誘導排卵的常見迷思，也是網路上很多人討論的話題。

迷思一：刺激排卵會造成更年期提早來？

不論有無刺激，每個週期都會固定消耗一批卵。

「聽說刺激排卵會讓卵提早排光，更年期會提早來？」

　　很多人以為，假如刺激排卵後，一次取出 10 幾顆卵，就是把整年份原本要排出的卵，一次先用完了，如果再多做幾次刺激排卵，一生中擁有的卵豈不提早消耗殆盡。

　　其實當然不會！正常生育年齡的女性每個月經週期會有一批、平均 100 ～ 500 顆基始卵泡在卵巢裡發育，自然情況下，有一顆成熟、排出，其餘的萎縮消失。下一個週期，又有一批新的基始卵泡進入發育、一顆成熟排出，其他萎縮的流程。

　　所以，刺激排卵只是讓單一週期裡，原本會被淘汰的更多卵泡順利成長，成熟至可以受精的狀態。不管有沒有給予刺激，同一批消耗

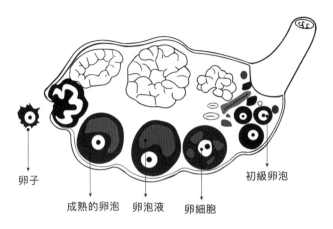

卵子

成熟的卵泡　卵泡液　卵細胞

初級卵泡

圖7-2　自然情況下卵泡的成長過程

掉的基始卵泡數量都是一樣的，不會耗費未來的卵子庫存，更不會有
更年期提早到來的問題喔！

迷思二：為什麼不能吃口服藥，一定要打針？不都是藥嗎？

身體必須經由針劑才能吸收。

「為什麼一定要用打針的方式誘導排卵？不是也有口服排卵藥
嗎？」

這簡直榮登我從醫以來最多人詢問的問題。甚至有患者療程中突
然喊停，細問下才知道，她聽別人說刺激排卵藥有口服型的，希望吃
藥就好，不要打排卵針。

其實口服排卵藥在試管嬰兒療程中幾乎沒有作用，一來它的刺激
效果不如排卵針；二來排卵針劑裡的 FSH 和 LH 是一種大型蛋白質和
多胜肽，如果用吃的，無法直接被吸收，在消化道中必定被分解為胺
基酸，失去原本應有的作用。

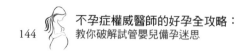
所以舉凡蛋白質類和胜肽類等大分子藥物，基本上僅能製作成針劑，直接從皮下或肌肉注射，讓藥物保留完整的形式在體內循環。為了達成更好的誘導排卵效果，要請大家辛苦一點，忍耐個幾針。

迷思三：排卵針對身體是不是有害？

成分為原本就存在於體內的荷爾蒙。

「長輩都說藥就是毒，這些針劑打多了，會不會對身體有害啊？」

在前文中有說明：FSH 和 LH 都是女性體內自然分泌的荷爾蒙，用以控制排卵週期。請想想看：既然排卵針的成分是我們體內本來就存在的荷爾蒙，又怎麼會對身體造成傷害呢？

事實上，在所有停經的年長婦女體內，都有高濃度的 FSH 和 LH，從未有證據顯示它們讓年長婦女變得不健康。由此可見，排卵針有害健康的說法完全是以訛傳訛。

總而言之，誘導排卵就是透過調控 FSH 和 LH 等荷爾蒙，進行刺激排卵、穩卵和熟卵三個機制交互作用的歷程，根據患者的卵巢功能、藥物使用方式等，又有不同的類型與做法，達到增加排卵數量的過程。至於誘導排卵有哪些方式？我接下來繼續說明。

二、常見的6種誘導排卵療程，選擇適合自己的最好

好的開始是成功的一半，試管嬰兒療程也一樣，前期誘導排卵、取卵療程順利，後面壓力就能舒緩。

雖然誘導排卵的原理看似不難，實際上不同條件的病患該用哪種針劑、什麼時候該打針、藥物的劑量用多少、若反應不佳怎麼調整用

藥……，常常「失之毫釐，差之千里」，其中細緻的變化和調控相當考驗醫師的技巧。

目前醫療上較普遍使用誘導排卵方式，大致可以分成六種，各有其效益和限制：

長療程：刺激排卵和穩卵的效果最穩定

最傳統的方式稱為長療程，會先刺激腦下垂體釋放 FSH、LH，之後再壓抑 FSH 跟 LH 濃度，讓卵巢進入類似停經的狀態，防止濾泡自己成熟破掉。穩卵之後，再開始用排卵針等藥物刺激排卵，達成穩定刺激排卵的成果。

打個比方，就像你今天開車出門，為了不要太快到達目的地，於是你決定停下來在路邊休息，等時間差不多，再踩油門上路。

這有什麼好處？一來比較不會發生提早排卵的狀況，二來我們發現最後取出的卵子成熟度比較一致，不管穩卵或刺激排卵的成效都很穩定。適合卵巢功能較好的患者。由於療程中使用的藥物，對子宮內膜異位症和腺肌症有壓制作用，這一類的患者也適用。

此方法行之有年，至今仍然是常見的作法之一，但它的缺點是整體打針的天數橫跨兩個月經週期，針劑總數通常也比較多，且不適合年紀較大、卵巢反應不佳或卵巢早衰的患者。

短療程：卵巢功能差的情況最適用

有長療程當然也有短療程囉！相對於長療程，短療程打針的天數約在 2 週左右。它的原理是一邊刺激排卵、一邊穩卵，就像我們開車的時候，踩油門達到速度後再放掉油門，藉由這樣調控，達成同時刺激排卵和穩卵的效果。

　　整體來說，短療程結果的穩定度不及長療程，不過，對於卵巢功
能較差，例如 AMH 值低於 1.2、35 歲以上、前次取卵取不到 3 顆的人，
有時候選擇採取短療程，可以取得較多的卵子。

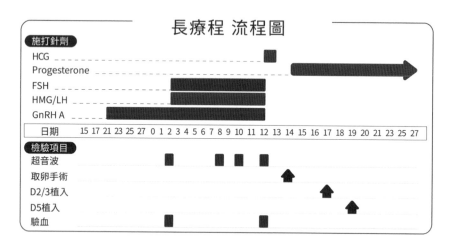

圖7-3　長療程流程圖

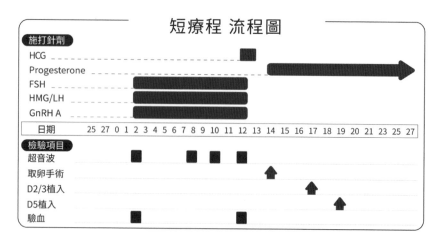

圖7-4　短療程流程圖

拮抗劑療程：患者少挨針，刺激效果好，只是較貴

「如果能少打點針，不知該有多好！」這應該是很多不孕夫妻的心聲，隨著生殖醫療技術的進步，拮抗劑療程的出現可謂一大福音。整體打針的次數比長療程和短療程來的少，患者接受度更高，最終刺激排卵的效果也不錯。

同樣以開車來比喻，此療程作法是先順順地踩油門，到達一定速度後，再踩剎車。此方式會先注射排卵針，等到合適的時機再注射拮抗劑穩卵。

這對於卵巢功能好、壞的人都適合，只是拮抗劑的費用比較高，以一般施打 5 天計算，整體費用大約會多出 1 萬元。

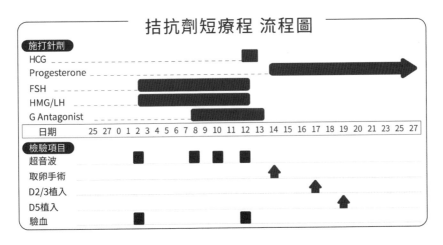

圖7-5　拮抗劑療程流程圖

口服黃體素療程：療程友善、打針次數少，僅適用凍胚植入

更新的進展是，現在要達到穩卵目的，甚至連拮抗劑都免了，使用口服黃體素一樣能預防跑卵，是聞「針」色變者的一種新選擇，整

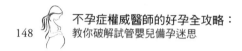
體打針的次數若搭配長效促排針可降到 3 ～ 5 針，而且價格不貴，取卵後身體能迅速恢復。

唯一要提醒大家的是，當卵泡還在發育成長時，體內的黃體素上升，會導致後續胚胎與子宮內膜著床時間不同步，影響著床機率。因此，若採取口服黃體素育成療程，沒有辦法在同一個週期植入，只能先冷凍卵子或胚胎，搭配冷凍植入。

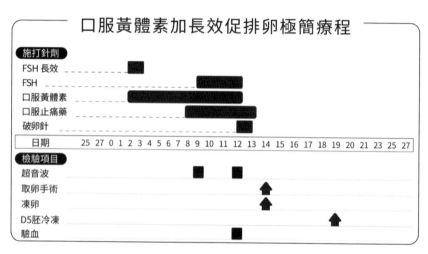

圖7-6　口服黃體素加長效促排卵極簡流程圖

人工授精轉取卵療程 ：卵子發育太多，順勢取卵，改做試管嬰兒

接著來介紹一種 CP 值超高，但可遇不可求的方案。

有一些預計要做人工授精的患者，在誘導排卵階段只使用較溫和、微量的刺激，沒想到卵巢對藥物的反應出乎意料的好，原本預期只要多刺激 1 ～ 2 顆排卵，最後卻長出 10 幾顆。

以歐美正規的醫療方式，一般會取消這次人工授精療程，避免患

者懷了多胞胎，徒增危險。但從另一個角度來看：這不正是取卵的大好時機嗎，為何要浪費這些卵？所以我通常會考慮採取更彈性、靈活的作法，建議患者順勢取卵，改做試管嬰兒，與人工授精相比，懷孕機會更提升許多。

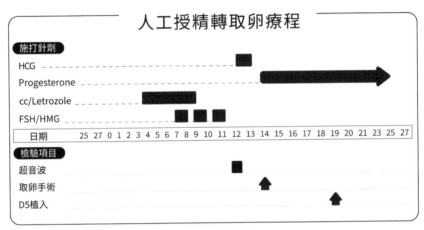

圖7-7　人工授精轉取卵療程流程圖

隨機啟動療程：不需搭配月經週期，彈性自由度大

　　一般來說，誘導排卵療程都必須搭配月經週期進行，可能會從月經來潮的第 3 天開始打排卵針，如果這個月錯過了，那就等下個月再開始。

　　然而，有一些人時間緊迫，晚個幾天都不能等，例如癌症、跨境醫療的患者、卵巢功能極差的人，適合採用隨機啟動療程。通常必須搭配拮抗劑療程、口服黃體素育成療程，以及冷凍植入，任何一個時間點都能開始打排卵針。

　　隨機取卵療程雖是較新的方法，但醫界也累積相當充足的使用經

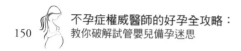

驗，目前已證實無論在安全性、卵子和胚胎的品質、懷孕率等，此方式和一般順著月經週期實施的療程並無二致。現在隨機取卵療程愈來愈普及，給予處於急迫狀態下的患者更大的彈性空間。

表7-1   6 種常見誘導排卵方式比較一覽表

	長療程	短療程	拮抗劑療程	口服黃體素療程	人工授精轉取卵療程	隨機啟動療程
適合族群	● 卵巢功能較好的人 ● 子宮內膜異位症和腺肌症患者	● 卵巢功能差者	● 大部分人都適用	● 極害怕打針的人 ● 不採用新鮮週期植入者	● 預計做人工授精，但誘導排卵效果很好的人	● 癌症患者 ● 跨境醫療患者 ● 卵巢功能極差者 ● 忙碌、不想浪費時間的人
特色	● 刺激排卵和穩卵效果穩定	● 用於卵巢功能不好的人，可能有意想不到的成效	● 誘導排卵效果不錯，且整體打針次數少	● 打針的次數非常少，患者接受度高	● 微量刺激能達到一般人標準刺激的效果	● 不需搭配月經週期開始療程，且效果與常規療程差不多
限制	● 不適合年紀較大、卵巢反應不佳、卵巢早衰者 ● 打針天數長	● 對一般人而言，整體取卵成效不如長療程	● 拮抗劑價格較高	● 只能搭配冷凍植入	● 非人人能有這種條件	● 需搭配拮抗劑療程、口服黃體素育成療程和冷凍植入
療程開始時間	月經來前一週或一個月	月經來第 2 天				隨時開始
療程長度	20 天	14 天				

資料來源：作者

　　除了療程方式的選擇，在我的門診裡，還有不少患者殷切盼望能一次盡可能取得更多的卵，常常問我說：「藥物劑量愈高，是不是誘導排卵的效果愈好？」

　　乍聽下很合理，可實際上並非如此。用藥的成效有其邊界，在某個範圍以內加強刺激，確實卵巢的反應會變好；但假如超出它能承載的範圍，給予多強的刺激都沒有用。好比一個人已經很飽，眼前再多的山珍海味，他也吃不下。

　　總歸一句：醫師一定會具體評估患者的年齡、身體條件、體重，給予適合的用藥和劑量。以上的介紹提供醫療知識框架，幫助大家提升醫病溝通的效率；請讀者可別讀了之後自己選擇，再要求醫師照著做，那樣是完全不妥當的。

三、刺激排卵愈「自然」愈好？小心被行銷手法誤導！

　　不知道讀者在網路上搜尋試管嬰兒資訊時，有沒有看過一些標榜著「完全不用打針，只要吃口服排卵藥」、「減少打針，減少刺激」的療程，再添加輕鬆、無負擔、簡單、自然、溫和等形容詞，很容易吸引到不孕夫妻的注意力。

　　尤其，面對不易理解的醫療課題，任何名稱掛上「自然」二字，似乎都看起來這麼地吸引人。

　　但在我看來，這實在有點行銷過頭了！其實，這些所謂的「自然週期療法」和「微刺激療法」並不是什麼新玩意，只是這幾年被重新包裝後，討論度大增，總是不乏有像案例中的 Zoey 一樣主動詢問的患者。

　　不過你可知道，這些看似溫和的療法，實際上是犧牲了效果，成

功的人很大一部分是靠幸運，這樣你還會堅持要採用嗎？

自然週期療法：完全不給予任何藥物刺激，順其自然

自然週期療法簡單來說就是順其自然、放牛吃草。

做試管嬰兒的患者裡，有一些人卵巢功能幾乎已喪失殆盡，即便給予很高劑量的藥物，卵巢仍舊沒有什麼反應，就像是一部性能很差的車，就算油門狂踩，它還是跑不快。

對於這類患者，目前尚無更好的誘導排卵方式，有刺激排卵和沒有刺激的結果相同，我們只好退而求其次，採取自然週期療法，完全不給予任何藥物刺激，如果患者回診觀察時，剛好追蹤到有卵泡形成，就只取這一顆卵來養成胚胎。想當然爾，成功率不會太高。

微刺激療程：刺激後通常僅能排出一顆卵子

另外一種稱為微刺激的療程，同樣適用於卵巢功能較不好的患者。雖然患者平常月經還會來，可是再怎麼強的刺激對她們也沒有明顯效果，因此療程中僅會讓她們口服少量排卵藥，通常一個月經週期能刺激出一顆卵子就不錯了，好一點時，偶爾可以超過一顆。

對於卵巢仍有正常功能的婦女，只要透過適當地刺激，都能誘導出合理數目的卵子。因此我通常不建議採用這麼消極的方式，除非你很隨緣，完全不介意成功率低，否則請別呆呆地要求醫師盡量「自然」一點！

看完上述介紹，相信聰明的讀者已經發現，不論是自然週期療法或微刺激療程，基本上都是「不得不」的情況下才採取的選擇，並非設計給一般人。我知道很多人對這些產生興趣，無非是害怕一般誘導排卵療程中打針的各種不適。雖然打針無法避免，但這些不舒服其實

都有辦法減低、化解。

　　俗話說，要怎麼收穫先怎麼栽，誘導排卵也是一樣。說穿了，有生育困難的人需要一定的醫療介入，才有辦法取得較好的治療成果，面對療程中的不適，建議大家放鬆心情面對，一味追求「自然」只是捨本逐末罷了。

四、取卵手術的疑難雜症：會痛嗎？為何有些卵不見了！

　　前面用了一些篇幅說明誘導排卵療程的原理，接下來進入取卵的環節。

　　對醫師而言，取卵通常只是個小手術，不是很困難，過程也很安全。但是說到底它還是具有一定侵入性，我希望讀者們能充分了解，以下我將會為大家解答在取卵時，患者們常有的各種疑難雜症：

何時可以取卵？看領導卵泡決定時機

　　什麼時候該取卵？而哪些卵子足夠成熟可以取出？我們會根據領導卵泡（leading follicle）判斷。領導卵泡是同一批一起發育的卵泡中，體積最大的那幾顆，當滿足以下任一條件時，就代表長到一定程度的卵都可以取了：

- 其中 1 顆直徑 > 1.8 公分
- 其中 2 顆直徑 > 1.7 公分
- 其中 3 顆直徑 > 1.6 公分

　　取卵時，會從直徑大於 1 公分的卵泡取卵。至於直徑小於 1 公分的卵泡，通常不會取，因為裡面的卵子往往沒有成熟，無法成功受精。

就像未熟的果子不會甜，硬要把不達標準的卵泡都取卵，不但無用，反而還有可能傷害卵巢。

　　不過，我們要知道，每個人成熟卵子的大小都不同，有的人卵泡已經大到 2 公分，結果卵子還沒有成熟，這也有可能發生。上述的說明只是一個平均值，實際情況還是要根據醫師的實際診斷為主喔！

取卵手術會不會超痛？無麻醉和麻醉取卵該怎麼選？

　　卵巢受到刺激體積變大後，位置變得很靠近陰道。因此目前標準的取卵手術都是採用陰道超音波取卵，在探頭上加裝取卵針，直接穿過陰道壁抽取卵泡液，再交由胚胎師尋找卵子。

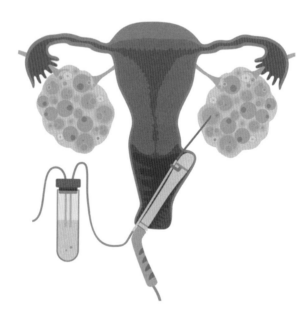

圖7-8　取卵手術為取卵針穿過陰道壁，從卵巢中的卵泡抽取卵子

　　很多患者一聽到我的說明，想到細針穿刺的畫面，總是很緊張地問我：「會不會很痛啊？」、「需要麻醉嗎？」

各位大可放一百二十個心，子宮頸和陰道上端，其實沒有痛感神經分布，基本上即使沒有麻醉和止痛，多數患者也不會感受到痛覺；頂多術後下腹部感到些微痠脹，絕大多數患者不打麻醉都可以忍受，身上也不會留有傷口。

無麻醉取卵 vs. 麻醉取卵

照道理說，不會疼痛就不需要麻醉介入。我操作過很多患者完全沒有麻醉，僅給予少量止痛藥的取卵手術，因患者全程保有意識，配合度高，手術進行會比較順暢，也不需要等待麻醉後恢復意識。

如果患者對此仍感到焦慮，還是可以進行輕度鎮靜處置的麻醉，降低不安的情緒，以及手術中的不適感。在沒有特殊因素下，取卵手術麻醉與否，取決於病患的選擇，兩種方式都可以。

為什麼有時候實際取到的卵，比先前照超音波看到的少？

同樣大小的卵泡，不只卵子成熟度有可能不一樣，有時候還會取不到卵。如同 Zoey 的疑問，那消失的 4 顆卵，跑哪去了呢？這到底是怎麼回事？

卵泡有 2 成「空屋率」很正常！

其實一般人的卵泡裡，並不是每一顆裡面都有卵子——有 2 成的機率裡頭沒有卵子。原因有可能是卵泡發育過程中，身體自然的機制，讓因為品質控管的原因，導致某些品質較差的卵子自然萎縮，最後產生出所謂的空包彈。

我過去曾經碰過很窘的案例，患者按照完整的流程誘導排卵，超音波追蹤卵泡成長大小也正常，實際取卵後卻發現，卵泡裡面一顆卵

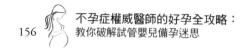

子都沒有，這稱為空卵泡症候群。

這種案例當然不正常，但大部分人只要 8 成的卵泡裡面有卵子，都在標準的範圍之內，少部分卵泡取出後沒有卵子，是自然的生理現象，千萬不要怪罪醫療團隊或苛責自己。

意外發生，卵子提早排掉了

另一種狀況稱為「跑卵」，雖然在誘導排卵階段，我們已經用藥物穩卵，也嚴密監控卵泡發育，偶爾還是會發生意外。有一些人可能卵泡還不到前面所說的標準 1.6 ～ 1.8 公分，就已經成熟，提前偷偷排卵，先前超音波上看到的卵泡，取卵時已經不在；雖然令人失望，但這也是可能發生的正常生理現象。

達不到取卵目標時，該怎麼辦？2種方法可補救

我碰過許多患者對取卵的數目有過高或不合理的期待，就像 Zoey 的反應一樣，造成自己心理很大的負擔。

取到幾顆卵算是正常？

這並沒有標準答案，應一併考量患者的年紀、身體條件、未來生育規劃和預算；取太少沒有效益，一次取超過 20 顆則有可能提高取卵後的併發症風險。

事實上，根據國內外研究發現，採取胚胎新鮮週期植入的試管嬰兒療程，取得 15 顆卵子剛剛好，能得到最高的懷孕率。所以說凡事剛剛好就好，取到品質好的卵，會比取到很多卵更為重要。

至於有些人取卵數量嚴重不足時，又該怎麼辦？實務上有以下解決方案：

集卵／集胚：多次取卵直到收集足夠數量

集卵：多個週期多次取卵，取出後冷凍，等到收集足夠多的卵子，再一次全部進行受精。

集胚：多個週期多次取卵，每次取出卵後直接先受精成胚胎，再進行冷凍。

這兩種方式並沒有優劣之分，通常先生精蟲比較少的話，先收集足夠卵子一起授精比較方便，就會採用集卵；集胚的好處則是，當下能知道卵子有無受精成功，發育為胚胎。

二次取卵（雙重刺激）：同一月經週期取二次卵

有些人卵巢的條件較為特殊，且卵子較難取得，刺激排卵後只有1、2顆卵泡長到足夠大，其餘幾顆卵泡都長得比較慢，那我們可以先把成熟的卵泡取出，緊接著在同一個月經週期繼續刺激排卵，讓那些發育慢的卵泡長大，最後再取第二次卵，抓住每次能取卵的機會。

表7-2　取卵數量不足時的解決方式

	集卵	集胚	二次取卵
適合族群	● 男方精蟲數量較不足	● 男方精蟲數量正常	● 刺激排卵後反應特殊 ● 較難取得卵子的人
做法	● 多次取卵後冷凍，收集足夠卵子後，再一次受精	● 每次取卵後隨即受精，將胚胎冷凍，收集足夠的胚胎後再選取植入	● 同一個月經週期中取二次卵

資料來源：作者

年紀比較輕的患者若取卵數量不理想，也不用灰心，有時候不必刻意集卵、集胚，在卵子品質相對好的條件下，仍有一定成功懷孕的

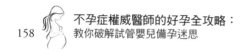
機會。

　　以上都是有關女性在誘導排卵和取卵階段會經歷的過程。下一節我們終於要來談談，男性朋友在試管嬰兒療程中到底該做些什麼。

五、男性做試管嬰兒的重要任務：提供高品質的精液

　　在試管嬰兒療程中，相對於女性，男性要接受的醫療處置相對單純得多，最重要的任務就是提供品質好的精子。

　　一般而言，太太取卵當天，先生必須自行在家或在醫院取精液，再將精液送至實驗室進行受精。做試管嬰兒的取精流程和精液檢查時大致相同，讀者可以參考第四章內容。

　　如果當天有可能無法順利取得精液，例如有些人容易緊張，或是精液品質稍差，也可以事先冷凍精子備份，待有需要使用時再將精子解凍。

狀況極糟的人可能得做侵入性取精手術

　　通常大部分的男性都可以靠著自行 DIY 取得精液，但少數輸精管阻塞，以及精液品質極差的人，可能得藉由手術的方式取得精子。

　　其中針對單純輸精管阻塞的人，可以採取副睪取精手術，經過陰囊皮膚穿刺副睪，取出集中在副睪丸的精子。手術不算非常困難，並不需要開刀，但可能有些許疼痛感，扎針處會少量出血。

　　有些人狀況非常差，精蟲數量非常稀少，副睪丸裡面也找不太到精蟲時，就要往製造精子的源頭睪丸裡面取得。

　　傳統的睪丸取精手術會直接開刀，切片取下一小塊睪丸組織，再

送到實驗室裡從精小管尋找精子，這種方式有可能會留下疤痕，對睪丸正常組織的破壞程度也比較大。

　　而現在還有一種顯微睪丸取精手術，針對嚴重寡精，甚至無精症的患者，有可能連睪丸切片組織中都找不到精蟲，就得利用顯微方式事先反覆探查，確認哪一段精小管裡頭有精蟲，直接取下那一小段來用，整體難度非常高。

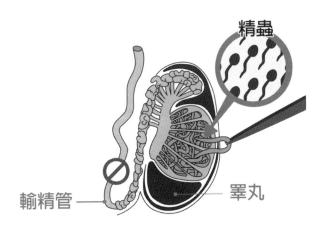

圖7-9　顯微睪丸取精手術示意

　　以上介紹的三種取精手術都是少數例外的男性才會經歷的短暫不適。相對而言，所有女性承擔了生育中的主要艱難，整個懷孕與分娩過程中的辛苦不是三言兩語能說完。奉勸各位男性朋友，不要以為取精後就沒自己的事，請和太太共同努力，在心靈和行動上給予對方最大的支持！

好孕醫師答
不打針可能無法獲得比較好的療程結果

整體來看，其實 Zoey 誘導排卵到取卵階段療程進行很順利，以妳 35 歲的年紀，最後取得 15 顆卵子，算是非常好的成果，即使有 3 顆卵子沒有取到，也在生理現象正常範圍內，完全不必認為是所謂藥物副作用造成。

既然能一次取到 15 顆卵，代表卵巢的反還很不錯，「微刺激療程」這種極低強度刺激的方式，當然不適合，畢竟功能正常的卵巢需要一定程度的刺激，排卵的功能才會被啟動，得到足夠數量的成熟卵子。

至於不是只有妳一個人害怕自己打針，許多病患都有相同的問題。如果真的無法跨越這道檻，除了請先生幫忙，也可以勤勞一點，回到醫院請醫療人員協助喔！

從 Zoey 的案例故事，最後溫馨提醒：

● 誘導排卵療程是做試管嬰兒很關鍵的環節，刺激後取得的卵子數量和品質，很大程度影響最後懷孕的成功機率。

● 醫師會根據每個人各自的條件、狀況和取卵目標，建議適合的誘導排卵方式，其中操作細節複雜，不能機械化套用。

● 所謂的「自然」不一定對治療有幫助，若不想要施打針劑刺激排卵，最終效果通常不會太好，效益與代價要整體評估。

● 誘導排卵的藥物和取卵手術發展至今相當成熟、安全，基本上對身體不會造成傷害。

● 多數男性取精的流程相對簡單，針對輸精管阻塞、精液品質極差的人，可以透過手術方式取得精子。

Tips：教你第一次打排卵針就上手

　　求診者常常問我：打排卵針會不會痛？痛不痛這種感覺很主觀，我如果說完全不會，肯定有一些人會跳出來抗議：何醫師你騙人！

　　每個人的疼痛耐受度都不一樣。有些人覺得痛得要死的情況，另一個人可能覺得還好。但客觀上有一些方法可以降低打針時的不適，以下兩個獨家訣竅與大家分享：

1. 進針快、注射慢，能減少局部刺激，降低疼痛感。

2. 選擇神經分布少的地方打針，自然比較不會痛。怎麼知道肚皮哪裡的神經分布少？大家可以直接參考下圖，也可以拿 2 支牙籤，尖端相隔 1 公分，在肚子上到處戳戳看，有些部位比較感受不到 2 支牙籤存在，那裡就是神經分布最稀疏的位置。

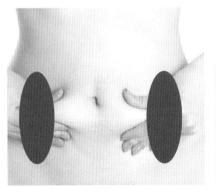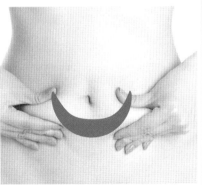

圖7-10　排卵針施打訣竅：右圖區域比左圖區域痛感更輕微

打排卵針後輕微腹脹，是卵巢正在作用的證明

誘導排卵過程使用的藥物有沒有很嚴重的副作用？這也是許多人關心的話題。

翻開醫學史，早期醫學對於用藥量控制不夠精準，有些患者在施打針劑或取卵後，會產生腹水，出現強烈的腹脹感，嚴重者甚至呼吸困難 —— 但這些副作用都已是過去式。

隨著醫療技術進步，這類卵巢過度刺激症候群現今發生的機率已經低於 1%，可說微乎其微。絕大多數的情況下，不適感應該相當輕微，且來源並不是藥物本身，不至於對身體造成很大的危害。

但為什麼現在有些患者用藥後，仍然會有腹脹或噁心想吐的感覺？如果不是藥物的副作用，也不是卵巢被過度刺激，又是什麼原因造成？一般來說有兩種可能：

1. 施打排卵針後的幾天內，因為卵巢受到刺激後體積逐漸變大，進而拉扯到卵巢周圍的神經，有些人會產生一點腹脹感，卵泡數量長多一點的人感覺可能會更加明顯。不過，在取卵之後，這些不適感都會隨著身體慢慢調適後消失，大家不用太過擔心。

2. 有些人剛開始打排卵針後，隨即出現噁心、想吐的感覺，有可能是女性荷爾蒙上升，伴隨而來的腸胃道症狀，通常一段時間後身體就會漸漸習慣。

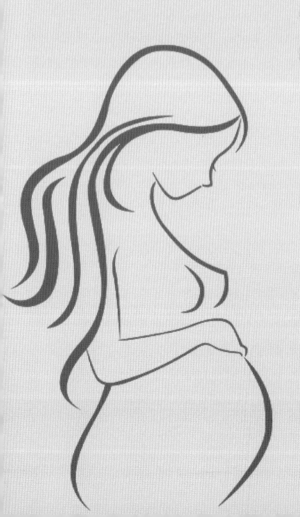

第 8 章

高勝率胚胎看等級？

——體外培養的關鍵一百二十小時

讀了本章，你將知道：

1. 體外受精的方式有哪些？如何提高受精率？

2. 胚胎培養的原則是什麼？為什麼要養囊胚？

3. 每個人都需要養囊胚嗎？有哪些例外情況？

4. 如何正確解讀胚胎等級的意義？

5. 認識胚胎師和生殖醫學實驗室對胚胎發育的影響。

好孕大哉問

應該要植入 D3 胚胎嗎？實驗室能力有問題，養囊胚才失敗嗎？

Mandy

年齡：36 歲

職業：家庭主婦

興趣：游泳

　　本身第一次做試管療程，取到卵子 12 顆，其中 10 顆成功受精，讓我很有信心，還想著該不會自己這麼幸運，一次就成功！

　　沒想到胚胎養到 D3 時，接到醫院的通知，表示有 9 顆持續生長，只是他們觀察後判斷我們的胚胎不適合養在體外這麼久。他們會先挑出其中狀況比較好的 3 顆，試試看能不能培養成囊胚，其餘 4 顆冷凍起來，還有 2 顆因碎片太多，放在最後順位。

　　自從接到消息的時候，我整天惴惴不安，本來信心滿滿，心情卻瞬間跌到谷底。唉，果不其然又隔了一天，胚胎師告訴我們

那 3 顆胚胎都已經停止生長。

回診時，醫師説以我的情況，凍胚解凍後也不用堅持一定要培養到囊胚，反而有可能全軍覆沒，它認為我可以直接植入 D3 的凍胚，母體內天然的環境或許對我的胚胎比較好。

D5 囊胚期的胚胎都不見得能成功懷孕了，我植入 D3 的胚胎會有希望嗎？反過來想，如果解凍後再嘗試養囊，之後還是長不上去，沒有胚胎可以用，難道我又要全部重頭再來過？而且為什麼養不上去囊胚呢？會不會是醫院人員或實驗室的能力有問題？現在真的好難下決定……。

有人形容做試管嬰兒的過程就像闖關，太太歷經辛苦取卵，蒐集到足夠的卵子，這也僅僅只是通過初賽而已；接下來卵子和精子還要在體外結合為受精卵，並於實驗室內，由胚胎師悉心照料，培養成胚胎，最後選出合適的胚胎，才能植入回母體。

這個過程求子夫妻看不到，但這些寶貴的胚胎，能不能在體外發育至可以植入的狀態，中間有上百項的變因影響，有些人可能還會面臨受精失敗、胚胎培養不到囊胚期的考驗。

其中所涉及的專業和技術，複雜程度往往超過患者的經驗和知識，常令人對於醫療團隊建議的決策感到困惑不解。因此，以下我將循序漸進，從「受精」階段介紹起。

一、體外受精作法：女少男多聯誼 vs. 一對一相親

「試管嬰兒是因為在『試管』裡面做出來，才叫這個名稱嗎？」

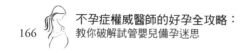

閒聊時，患者常好奇地問起。

體外受精：精、卵品質影響受精率

只有在取卵時有用到試管，實際上從受精階段開始，都是在培養皿裡面進行。一般作法是在培養皿中放入 3、4 顆卵子，再加入約 5 萬隻經洗滌處理後的精蟲，混合後放置一夜，讓那隻夠幸運的精蟲自行鑽進卵殼，完成受精。像是聯誼活動一樣，一群男子競爭看誰能夠贏得女方的芳心。

這種作法的生物機轉與自然受精一樣，只是場景從母體內移到體外，好一點的情況，受精率可達 80％；只要低於 20％ 就被視為低度受精或受精失敗，也就是 5 顆卵子中只有 1 顆受精，屬於不正常。

這種情形有可能是卵子或精蟲其中一方的品質有問題，也有可能雙方都有問題。例如有些女性卵子的卵殼先天比較厚、硬，活動力稍差一點的精蟲，可能無法突破這層障礙。

面對受精失敗，除了設法再取得成熟度更好的卵子，以及品質更好的精蟲，也能考慮改採以下技術更進階的受精方法。

單一精子顯微注射技術：保障更高的受精率

為了確保一定的受精率，以期有足夠的受精卵能發育成胚胎，可以採用「單一精子顯微注射技術（Intracytoplasmic Sperm Injection, ICSI）」；也就是從先生的精液中，將品質良好的精蟲一一挑出，透過顯微操作的技術直接把精蟲注射進卵子，以人力介入方式確保精子穿透卵殼，與卵結合。

這個技術自 1990 年代發明後，原先應用於克服嚴重男性不孕的問題。諸如精蟲極為稀少、活動力非常差，或是得經由睪丸取精的人

特別適合。

　　正常情況下，單一精子顯微注射技術的平均受精率約是 80％，和一般體外受精方式最好的狀態相近，極少低於 50％。

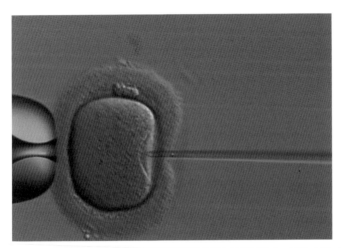

圖8-1　單一精子顯微注射技術能提高體外受精的受精率（圖 / TFC 提供）

不會對寶寶健康造成傷害，多數人都能做

　　過去對於新事物還不那麼熟悉時，人們會擔心此方法是否會對胚胎造成不良的影響，影響胎兒的健康。但單一精子顯微注射技術至今發展超過三十年，技術已經很成熟，以這種方式受孕後生下來的小孩也相當健康。

　　不過，卵子品質和條件太差的人，注射精蟲的過程中仍有造成卵子受傷的風險，所以這類的患者不一定適合使用此方法；採取一般於培養皿中受精的方式或許會更為適合。

　　單一精子顯微注射技術的花費會多一些，但若能預防意外，以更有把握的方式，保障較高的受精率，我認為沒有嚴重男性不孕問題的

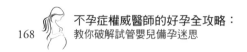

一般夫妻也可以採用。

　　當然，任何一種技術出現，都有支持與反對的聲音同時存在，若您的醫生認為你們不需要使用單一精子顯微注射技術，也請不要質疑醫生專業，應好好提出討論，共同商討出最合宜的作法。

表8-1　2種試管嬰兒的主要體外受精方式

	培養皿體外受精	單一精子顯微注射技術
受精率	20～80%	接近 80%
建議族群	● 能取得足夠數量精蟲 ● 卵子較為脆弱	● 輕微至嚴重男性不孕問題 ● 培養皿體外受精失敗

資料來源：作者

二、胚胎培養的十字路口，究竟要不要養囊胚？

　　受精卵一旦形成，並不會馬上植回母體，接著還要在專業實驗室中培養幾天。講到這，不知道你會不會納悶，為什麼要讓它繼續在體外發育呢？

　　這要從胚胎的發育說起：受精卵到了第2天，它會分裂成2個細胞；接著第3天（以下本章指涉胚胎天數時，以英文 D 為簡稱）會再分裂至8個細胞左右；第4天的胚胎細胞表面會進行融合，因形狀似桑葚，故稱為桑葚胚；而第5天的胚胎，也就是受精後約120小時，正常應會在中間形成像是小袋子的空腔，稱為囊胚。

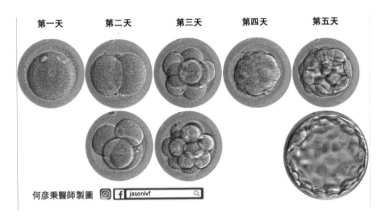

第一天　第二天　第三天　第四天　第五天

何彥秉醫師製圖　📷 f jasonivf

圖8-2　胚胎發育為囊胚的過程

　　模擬自然懷孕的情形，胚胎必須和子宮內膜的發育達到同步，才有比較高的機會著床，同時也達到汰弱留強，留下真正能長大的胚胎，提升做試管嬰兒的效率。

突破 8 個細胞的發育考驗，盡可能「養囊」至 D5 囊胚

　　問題來了，胚胎究竟該培養到什麼狀態？這有時候還得看胚胎自己的造化。

　　理論上，如果患者有一定數量的胚胎，在條件允許之下，優先考慮將胚胎培養至第 5 天（D5 囊胚），再植入母體，是目前臺灣生殖醫學界的共識。主要理由有三點：

原因一：植入囊胚於子宮腔較符合自然懷孕的生理

　　眾所周知，試管嬰兒植入胚胎的位置位於子宮腔。在自然懷孕的情形下，卵子和精子於輸卵管受精，一邊發育為胚胎，一邊慢慢往子宮腔移動。最常見的情況是：胚胎在受精後第五天，成長至囊胚期時，

位置剛好移動到子宮腔。換句話說，植入囊胚於子宮腔，會更符合原本的自然生理現象。

原因二：養囊胚是挑選好胚胎的關鍵

除此之外，養囊胚這件事情本身就是對胚胎最直接的考核，能克服重重困難，發育到囊胚的胚胎，都具有成功著床的潛力。

這是因為胚胎分裂為 8 個細胞，也就是第三天（D3）時，有一個重要的關卡。這時胚胎基因會開始活化，將來自父母雙方的遺傳物質重新組合，一旦父母的遺傳物質出現異常，胚胎就沒有辦法繼續往下生長，過不了這關的胚胎只能停留在 8 個細胞的狀態。

反之，那些能夠通過考核的胚胎，相對就會是比較好的胚胎，藉此我們也能從中挑選出更優秀的那一個。

原因三：囊胚較容易觀察及評斷外表的優劣

相對於前期的胚胎和桑葚胚，囊胚比較容易根據某些指標判斷出外表的優劣。由於 D3 以前的胚胎只是由個位數的細胞組成，只能粗略地評比細胞大小均勻程度和胚胎周圍有無碎片，比較沒有鑑別度；而 D4 的桑葚胚也較難觀察出好壞，所以通常不會植入桑葚胚。

到 D5 時，囊胚發育成上百個細胞，並形成內細胞團、囊胚腔和外滋養層三層結構，從型態較容易判斷好壞，有關囊胚的分級方式將在下一節詳細說明。

大器晚成的囊胚，也有懷孕的潛能

在開始發展囊胚培養的早期階段，原則上，胚胎通常在 D5 發育到囊胚，但偶有例外。有些胚胎生長比較遲緩一些，我們會再給予兩

天的「寬限期」觀察，若在 D6、D7 終於長到囊胚，這種胚胎仍有懷孕的機會，只是懷孕率比正常速度生長的囊胚差一點。

　　我有個病患，她曾經在別的院所，以新鮮週期植入過一次初期囊胚失敗。我認為她的胚胎發育比較慢，到 D5 還不完全是囊胚，因此我決定將胚胎繼續培養下去試試。果不其然到了 D6，胚胎順利發育至囊胚，我們便將胚胎冷凍再植入，最後患者成功懷孕。

　　以上的案例要告訴大家，即使發育成囊胚的時間慢了一、兩天，大器晚成也無大礙。然而，如果超過 D7 以上才長成囊胚，這種胚胎染色體異常的機率比較高，就不適合植入，只能放棄了。

D3胚胎長不大，趕快植入母體，可能順利懷孕

　　聽完我前面的說明，你可能會猜測：「是不是養不到囊胚的胚胎就沒有用了？」

　　實際上不是如此！如同本章開頭案例 Mandy 的情況，少數人的胚胎不適應體外的生長環境，發育到 D3 後就停止生長。但這不表示我們無計可施。即使沒有培養到囊胚，一樣可以嘗試植入 D3 胚胎。

　　雖然前面提到，囊胚期植入子宮腔最接近自然懷孕的狀態。而前面幾天的胚胎還在輸卵管移動，照這個道理，把 D3 胚胎放進子宮，看上去並不符合原本的生理。

　　不過，有時候人體就是這麼奇妙。母體子宮的「天然」環境對於胚胎的孕育還是很有幫助的，在體外不能形成囊胚的胚胎，有時植入母體後卻可以成功著床，也有不少人以此流程順利懷孕。因此，植入 D3 的胚胎仍可視為我們可考慮的一個選項。

表8-2　不同階段胚胎的植入比較

	D3 胚胎植入	D5 囊胚植入	D6、D7 囊胚植入
適用情境	發育至第3天後，胚胎於體外無法順利培養至囊胚	胚胎能於體外培養至囊胚	胚胎生長較為遲緩，延遲 1～2 天發育為囊胚
適用原因	● 母體環境優於體外人工環境，胚胎及早植入尚有機會發育	● 囊胚植入子宮腔最接近自然懷孕的生理狀態 ● 順利發展至囊胚，通過胚胎發育關卡 ● 比較容易判斷優劣	● 能發育至囊胚，植入後仍有機會懷孕

資料來源：作者

　　我見過許多求子夫妻在試管嬰兒療程中糾結於一定要養囊胚。事實上，囊胚雖然有上述提到的優勢，可是並非每個人都適合 D5 囊胚植入，勉強養囊很有可能導致胚胎在體外提前陣亡。依個別胚胎的培養狀態，有其最適合植入的時機，早一點的胚胎、晚一點長成的囊胚都有可能成功。

三、執著於以貌取「胚」，反而錯失植入機會

　　「4BC 的囊胚植入成功率有多高？」、「請問 3BB 和 6CC 的囊胚應該先植入哪一顆？」、「D3 的 Grade 1 比 Grade 3 好嗎？」

　　在人工生殖的網路論壇中，常有許多求子夫妻提出這些問題，類似的疑問，也天天出現在門診中。這些有大有小、有高有低的數字和英文組合，意義到底是什麼？

　　回答大家：這是胚胎師透過胚胎的外觀形態，基於幾個重要的觀察指標，幫胚胎打分數，作為植入的選擇依據。

　　試想，如果某人有 10 個胚胎，以常理來說，我們不可能隨機挑選，每顆都植入看看，直到成功為止，這樣不僅沒有效率，對患者也不是很有利的作法。透過分數等級的機制，一定程度讓我們能從中挑選出相對優質，較有可能植入成功，並順利懷孕的胚胎。

　　以下，我先從 D3 胚胎的評等方式介紹：

D3胚胎等級：細胞大小均勻程度／碎片程度

　　D3 的胚胎因為只有 8 個細胞左右，評等方式相對簡易，主要只針對細胞大小的均勻程度，給予 Grade 1 ～ 3 的等級；其中 Grade 1 為最佳。細胞大小愈均勻的胚胎等級愈高，因為這反應胚胎分裂過程是否正常；細胞大小明顯不均勻的胚胎，染色體異常的可能性較高。

　　另外，我們還會額外備註胚胎的碎片程度，所謂的碎片指的是胚胎細胞在分裂過程中，啟動自我修復機制所排除掉的一些雜質，通常排除掉這些碎片後，胚胎會變得較為健康。而這也能幫助我們判斷胚胎的好壞。

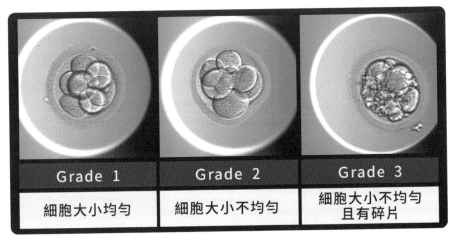

圖8-3　D3 胚胎等級一覽（圖 / TFC 提供）

D5 囊胚分級：擴張程度／內細胞團型態／外圍滋養層型態

而發展到 D5，囊胚就有更多可觀察的面向，包含囊胚的擴張程度、內細胞團的細胞形態，以及外圍滋養層細胞形態的發育情況，以此做為囊胚等級的評比。

囊胚等級由 1 個數字和 2 個英文字組成，形成共 3 碼的標示，例如 4AB、3CC 等。

4 　　 A 　　 B

囊胚擴張程度　　　　　　　內細胞團形態　　　　　外圍滋養層細胞形態

最前面的數字代表囊胚腔的擴張程度，給予 1 ～ 6 的分級，這個分級並沒有優劣之分，僅表示囊胚的不同成長階段，1 指的是囊胚腔開始擴張，還小於胚胎體積的二分之一，以此類推，而 6 則代表囊胚已經完全跑出胚胎的外殼，發育程度最高。

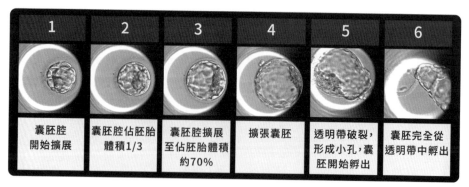

圖8-4　囊胚擴張程度分級（圖／TFC 提供）

　　而第 1 個英文字是內細胞團的型態，內細胞團在胚胎著床後，會發育為胎兒，因此與寶寶未來的成長狀態息息相關。我們會根據細胞的數量和形態分為 A、B、C 三等級。A 指的是細胞數目較多，且排列緊密；B 是細胞數量中等；C 則表示細胞數量稀少。

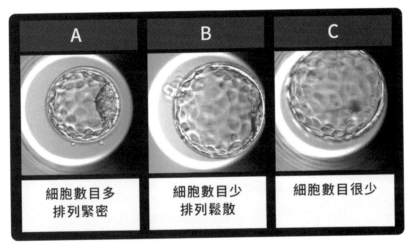

圖8-5　內細胞團的細胞型態分級（圖／TFC 提供）

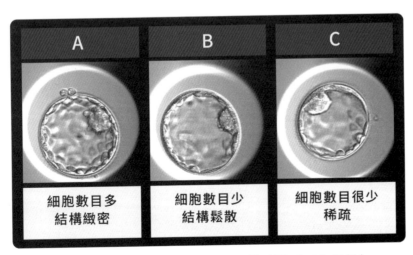

圖8-6　外圍滋養層的細胞型態分級（圖／TFC 提供）

第 2 個英文字則是指外圍滋養層細胞的形態，滋養層細胞未來會發育為胎盤，也是重要的胚胎好壞鑑別因素，等級按照細胞數量與形態分，同樣分為 A、B、C。

所以，當一個 D5 囊胚被胚胎師評為 4AB，意味著它的囊胚正處於擴張期；內細胞團的細胞數量多，且排列緊密；而外滋養層細胞數量稍少，結構比較鬆散。

一般而言，我們會優先選擇擴張程度高和細胞數量較多的囊胚，列為先植入的選擇。但等級分數也不代表絕對的好與壞，有時候會被患者過度解讀，陷入鑽牛角尖的死胡同，陷入以下迷思：

迷思一：胚胎只要有碎片就不好？

碎片能代表細胞自我修復的能力。

「我只有兩顆 D3 的 Grade 1 胚胎，而且都有碎片，該怎麼辦？」

有時候我們會看到，患者的胚胎明明 8 個細胞的大小都很均勻，長得也很漂亮，可是植入後沒有懷孕；而另一名患者植入碎片很多的胚胎，最後反而順利懷孕。為什麼會有這樣的狀況發生？

因為胚胎有碎片產生，某種程度代表有能力把不利於發育的部分代謝出；反之，周圍沒有碎片的胚胎，胚胎內部不見得完全沒有問題，只是它本身自救的機制沒有運作，自我修復能力不足。

所以，沒有碎片的胚胎一定品質好，有碎片的胚胎一定品質差嗎？答案是不一定！

迷思二：囊胚等級愈高代表品質好？

只是評等囊胚外表美醜。

「明明植入等級最高的 6AA 囊胚，為什麼還會失敗？」

其實本節一開始已經提過，不管是 D3 胚胎還是囊胚的等級，都是根據外觀形態來判定。我要強調，這僅代表胚胎外型的美醜，不代表胚胎實際上的品質！

就像是我們去買水果，會盡量挑選外表完好、沒有傷痕、圓潤飽滿，可有時候買回家，切開才發現裡面的果肉竟然已腐壞，這種意外偶爾還是會發生。

外表好看的胚胎，品質好的機率比較高，但並不能直接把外表和品質劃上等號，胚胎的品質和染色體正常與否，必須做 PGS 檢查（第十章會詳細說明），胚胎等級只是初步篩選的一個手段。

迷思三：長得「醜」的囊胚得丟掉嗎？

不放棄任何植入機會。

「2CC 等級好差，植入真的沒問題嗎？」

相對的，有些人就會問說，那胚胎長得不好看，是不是不能植入？沒有用？當然不是這樣。

再以挑水果舉例，大家知道當香蕉開始長黑斑，外表看起來醜醜的，反而是營養價值最高、熟度最剛好，也是最好吃的時候。同理，外觀不好看、等級不高的胚胎，也有可能染色體是正常的；我們會優先植入高等級的胚胎，但等級較低的胚胎也並非沒有希望。

第二，囊胚的 3 個觀察項目應會同步發展，擴張程度高的，細胞數量應該也會跟著增多。如果囊胚腔擴張程度為 6，但內細胞團和外滋養層的細胞形態只有等級 C，落差太大反而有問題，而且時間也是關鍵。

換句話說，一顆 D6 6CC 和一顆 D4 2CC 的胚胎相比，你問我哪一個可能比較好？其實 2CC 可能會好一些喔！

迷思四：3BB 囊胚一定不如別人的 5AB 嗎？

這是胚胎師主觀判定。

「看到別人的胚胎等級都很高，我的不如他們，覺得很擔心。」

胚胎的分數其實都是由胚胎師根據經驗主觀認定，並不會實際去計算內細胞團和外滋養層的細胞數量到底有多少，而且既然是人為判斷，甲胚胎師和乙胚胎師打出來的分數就有可能不一樣。

而且胚胎成長的是動態性過程，變化很大，或許早上囊胚腔的體積只佔胚胎的三分之一，擴張程度被評為 2，晚上再觀察時，囊胚腔已經完全從透明帶中孵出，評分變為 6。

換句話說，你的胚胎和別人的胚胎不僅不是同一個胚胎師評比的，評比的時間根本也不一樣，互相比較沒有意義。

我常說，要懷孕，只需要一個胚胎就夠了！幫胚胎打分數只是協助我們從自己的胚胎裡，挑出最有潛力的做為植入參考。請不要因為這樣的排序評比機制而憂慮、傷神了。最後究竟要植入哪顆胚胎，必須各方面考量，中間不僅牽涉到患者個人條件，生殖醫學團隊的經驗亦十分重要。

四、胚胎師：體外養育胚胎的保母

至於 Mandy 疑惑，生殖中心人員的專業度會不會影響療程的結果？這是當然的！

一個專業、優秀的生殖醫學團隊絕對不會只有醫師一個人，隱身於實驗室裡的「胚胎師」，更是成就試管嬰兒每一位健康寶寶誕生的推手。

平常民眾看診時，通常只會接觸到醫師和護理師，胚胎師究竟要做些什麼？讀者可能不太清楚，以下我來介紹說明。

其實如同本章提到的受精操作、胚胎培育、胚胎分級等等，都是由胚胎師負責，他們的角色就像是胚胎在體外的保母一樣，身負重責大任。

操作精、卵和胚胎培養等精密的任務

試管嬰兒療程開始後，一連串的任務都是由胚胎師完成，從技術門檻較低到最高的臨床服務項目包含：

- 處理精液
- 找卵
- 體外授精
- 胚胎培養及監測
- 胚胎分級
- 精子、卵子和胚胎冷凍及解凍
- 胚胎植入
- 單一精子顯微注射
- 胚胎切片

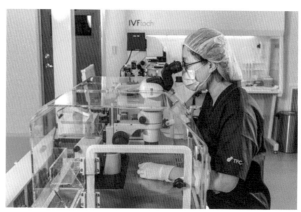

胚胎師需要非常豐富的經驗，以及高度的技術培育，才能準確完成以上精密的工作，任何一點微小的失誤、疏忽和延遲，都有可能對胚胎造成重大影響，甚至左右療程的成敗。

例如取卵時，醫師抽取出卵泡液後，胚胎師要從中挑出大小只有180 微米的卵子，真是大海撈針！非常考驗手部的控制能力，需要快、穩、準。假設 A 胚胎師 10 秒鐘就能找到，B 胚胎師需要多 1 分鐘以上才能操作完成，後者多 1 分鐘的操作時間，對卵子造成耗損的風險就隨之增加。

圖8-7　胚胎師需要豐富的經驗累積，才能準確完成任務（圖／TFC 提供）

2招判斷胚胎師的專業水準

你可能會想問我，既然胚胎師的技術要求這麼高，我要怎麼知道胚胎師的專業夠不夠？以下我提供兩個方式做為你們評估的參考：

1. 胚胎師應具國健署認證資格

一名胚胎師的養成並不容易，能夠獨立作業的胚胎師都經歷層層

把關。從生物相關科系畢業後，需要在國民健康署核可的人工生殖機構技術員訓練醫療機構，接受至少為期 1 年以上的訓練，而我所服務的 TFC 就是認證核可人工生殖機構之一。

訓練期間，胚胎師必須施行 20 次以上的體外受精操作，訓練期滿後，機構會協助胚胎師申請國健署人工生殖技術員證照，政府會再邀請相關同業審查資格，通過核可者才得以取得資格證照。

2. 胚胎師有能力施做單一精子顯微注射、胚胎切片

單一精子顯微注射和胚胎切片都需要胚胎師高度技巧，所有的操作都必須在顯微鏡底下進行，如果沒有操作好，卵子爆開、胚胎受傷都是常有的事，患者辛苦得來的寶貴胚胎就沒有了，所以這兩項技術通常由資深胚胎師執行。

有些醫療院所因為胚胎師的技術不到位，或是技術人員數量不足，不管患者需不需要做單一精子顯微注射和 PGS、PSD（因檢測之前需先切片取得部分胚胎），院方一概「不鼓勵」施作，變相引導患者選擇技術門檻較低的培養皿受精方式。

當然，我並非建議大家要堅持採用進階技術。只是有時候患者得仔細聽聽，是否有弦外之音。

五、生殖醫學實驗室：胚胎的托育中心

順著 Mandy 的問題繼續解答，胚胎養不到囊胚，是否代表實驗室的能力不夠好？

她的問題問得很好，很多人以為實驗室品質不需要關心，只要找個夠「投緣」的醫師就夠了。其實生殖醫學實驗室可以說是每家人工

生殖中心的核心，在整個試管嬰兒療程中，夠專業的醫師、胚胎師和實驗室缺一不可。

　　體外培養的胚胎非常脆弱，為了盡可能在體外重現輸卵管和子宮的環境，呵護胚胎安穩、順利地長大，患者取出的卵子、精子保存，到受精及胚胎發育，都必須在最高規格的實驗室裡進行。

最大程度複製輸卵管和子宮的生育環境

　　實驗室裡複雜的醫療科技設備、技術，不是我三言兩語能介紹完，僅做以下最關鍵的說明。

　　在母體內，胚胎生存在低氧、37 度恆溫的環境。模擬出與母體極其相似的環境，這是一間合格的生殖醫學實驗室最基本的要件。

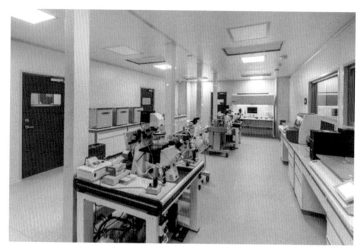

圖8-8　模擬「大子宮環境」的人工生殖實驗室（圖／TFC提供）

　　在這個基礎上，有許多專業的嚴格要求。以 TFC 的實驗室為例，為了確保胚胎能在最佳環境裡成長，我們會做到：

- **監控及排除揮發性有機化合物（VOC）**：例如使用無毒的建材與耗材；胚胎師嚴禁化妝、噴香水、做指甲；空調系統加裝排除 VOC 的設備。

- **監控及排除落塵微粒**：打造無塵室；實驗室採正壓設計，保持裡面擁有最乾淨的空氣；人員進入前必須先通過空氣浴塵室，減少灰塵、毛髮攜帶。

- **24 小時不斷電系統及監控設備**：能隨時監控實驗室中的各項數據及狀況，即使發生停電、地震或任何突發狀況也不受到影響。

縮時攝影培養箱：監控胚胎發育的一舉一動，隨時揪出異常

現在我們還能為胚胎提供「千萬豪宅」：縮時攝影培養箱，確保醫療團隊不會錯過胚胎發育時的任何變化。

在縮時攝影培養箱還沒問世前，胚胎師一天必須打開傳統培養箱數次，將胚胎取出觀察。每一次開關門，都會造成培養箱環境的改變，干擾胚胎的發育，而且胚胎師也僅能觀察到胚胎發育的片段而已。

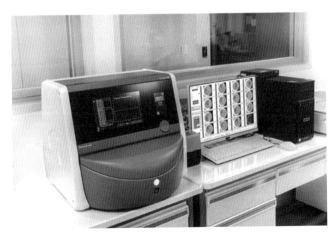

圖8-9　縮時攝影培養箱可 24 小時密集監控胚胎發育（圖／TFC 提供）

舉個例子，有顆 4 個細胞的胚胎，以前你很難知道它是乖乖從 2 個分裂為 4 個；還是從 1 個細胞分裂為 3 個，再加上 1 個沒有分裂的細胞。後者雖然也長成了 4 個，但不用我多說，你應該也知道這是異常的情形。

現在透過縮時攝影培養箱能做到 24 小時連續動態觀察，還能隨時調出胚胎的動態發展履歷，提供一個穩定、且能即時獲取胚胎發育歷程資訊的培養環境。未來若配合愈發成熟的人工智慧選胚系統，累積足夠的大數據，相信科技能協助我們為患者挑選出更優秀的胚胎。

好孕醫師答
建議嘗試植入 D3 胚胎，或許母體環境更適合它發育

從 Mandy 妳的描述得知，妳的胚胎應該比較敏感，不適合養到囊胚，這類型的胚胎趕快植入回母體，反而提高成功機率。天然的環境仍有機會讓胚胎更健康地發育，過去也有很多 D3 植入後成功懷孕的案例。

假如妳堅持想嘗試養囊胚，因還有 4 顆冷凍胚胎，務必與醫師好好討論操作的策略，正常情況下，應該不至於最後沒有胚胎可植入。

至於胚胎養不到囊胚的原因，和實驗室有沒有關係？當然，我們沒有辦法完全排除實驗室能力的差異性；然而，也有可能環境並沒有問題，只是仍有少數胚胎無法適應體外的培養環境。

關於受精及胚胎的培養，讀者應該知道的觀念有：

● 採用單一精子顯微注射可確保一定的受精率，少數卵子品質極差的人不適合。

- 目前主流作法會將胚胎培養至 D5 囊胚，但少數人的胚胎無法在體外養到 D5，另也有囊胚發育較慢，這類的胚胎未嘗不能植入。
- 胚胎等級是根據胚胎的外表及形態評比，不代表胚胎品質絕對的好與壞。
- 胚胎評等是為了從自己的胚胎中，挑選出相對有潛力能成功懷孕的胚胎，優先植入；與他人比較或過度糾結數字，都沒有必要。
- 胚胎師和實驗室的專業程度會影響胚胎發育，雖然患者平常較難以接觸，但不可忽視其重要性。

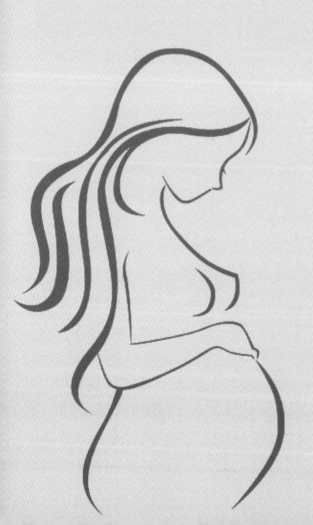

第 9 章

「小心翼翼」就能懷孕？

——先搞懂胚胎植入後著床的必要條件

讀了本章，你將知道：

1. 要成功懷孕，除了品質良好的胚胎，還有哪些關鍵要素？
2. 胚胎植入的流程如何進行？怎麼避免前功盡棄？
3. 新鮮胚胎植入 vs. 冷凍胚胎植入的區別是什麼？
4. 有哪些方式能打造出適合植入的子宮內膜狀態？
5. 胚胎植入後，我該做些什麼？臥床、泡腳有幫助嗎？

好孕大哉問

做了很多有助胚胎著床的事，為什麼驗出來卻是一條線？

Jessica

年齡：37 歲

職業：上班族

興趣：露營、健行

　　一個多禮拜前剛植入一顆 D5 的冷凍胚胎，今天算起來應該是第 7 天，這幾天上廁所的時候，都有擦到微量的血跡和咖啡色渣渣，以為是著床後的症狀，忍不住自己偷偷驗孕，驗出來後卻是很乾淨的一條線。

　　理性上知道植入一次就中獎的機率不高，但眼淚就是止不住，明明已經請了半個月的假，這幾天什麼都沒做，就躺在床上休息，每天都泡腳促進血液循環，飲食上也很小心翼翼，平常喜歡的蘋果、木瓜都不敢吃，老公每天還會去婆婆那拿補湯回來給我喝。

盡全力不讓自己想東想西，可是腦袋完全停不下來，一直往負面的想，而且想找出到底哪裡出了問題：是不是胚胎冷凍過後，變得比較不健康了？是不是身體狀態沒有調整到最好就植入了呢？是不是黃體素用的不夠多？還是根本就是醫生技術有問題？

5 天後要回診開獎了，老實說心情很複雜，但我自己已經不抱什麼希望了⋯⋯。

前面兩個章節我們詳細地探討在試管嬰兒療程裡，如何獲得優質的胚胎。有些人可能會以為：「有品質好的胚胎就能懷孕了。」

實際上，只有好的胚胎還不足以讓準媽媽們順利懷孕！試管嬰兒要成功，決定性因素有三個：

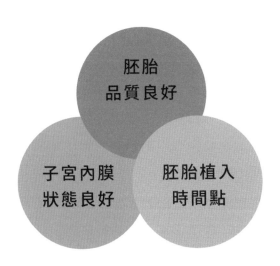

其中，子宮的因素在第五章、胚胎的因素在前一章詳細討論，本章將從最後一個因素，說明醫師如何幫助不孕患者達成這三個條件，

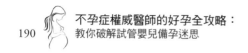

接著進行關鍵的胚胎植入。讓我們一起踏上試管嬰兒療程的最後一哩路！

一、利於著床的子宮內膜條件：厚度、成熟度

子宮內膜猶如孕育生命的土壤，胚胎是種子，希望作物長成，必定要肥沃的土壤，在正確的時令播種。所謂優良的土壤用一句話解釋就是：子宮內膜具有足夠的厚度和成熟度，並且能接受胚胎著床。

子宮內膜厚度：最好能達到0.7公分

厚度是判斷子宮內膜型態最簡單的方法，以生殖醫學界長久以來形成的共識，一般認為子宮內膜厚度達到 0.7 公分，代表內膜細胞累積一定的數量，會有較高的著床機率。畢竟子宮內膜是胚胎成長安睡的床，有足夠的厚度，躺起來更安穩、舒服。

另外，在超音波下，我們有時候會觀察到子宮內膜和肌肉層的界線分明，形成俗稱的「黃金三條線」（Triple Laminar）。

有些患者沒有看到三條線的型態，常常很緊張地問我該怎麼辦？對我來說，其實有沒有觀察到三條線的型態都無所謂，這只是幫助醫師更清楚判斷子宮內膜的厚度。

更何況厚度的標準也不是絕對，如果子宮內膜太薄就無法懷孕，那怎麼會發生子宮外孕呢？子宮外孕指的是胚胎在子宮腔以外，如輸卵管、子宮頸、卵巢等部位著床，這些部位照常理來說，並沒有子宮內膜組織存在。換句話說，胚胎並不只能在厚度足夠的子宮內膜上，才有機會著床發育。就算厚度沒有達標，在醫學上也有方法可以處理加強，這會在本章的第三節說明。

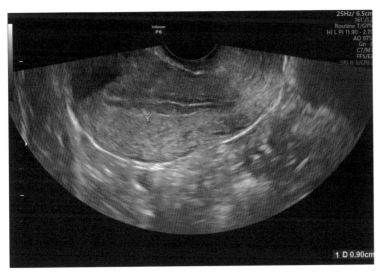

圖9-1　超音波底下觀察到的「黃金三條線」型態

子宮內膜成熟度：黃體素左右著床窗期打開時間

　　子宮內膜的成熟度是個較難理解的議題，我們得先略提生理週期和子宮內膜變化的原理。

　　正常情形下，在卵巢排卵之前，子宮內膜開始出現厚度增加；等到排卵後，受到黃體素刺激，子宮內膜中的血管與腺體組織持續變化；當精卵於輸卵管末端受精，並慢慢移動到子宮腔形成囊胚時，子宮內膜便會轉變成可著床的狀態，意即胚胎與子宮內膜同步發育。

　　簡單來說，女性排卵之後，體內的黃體素上升，促進子宮內膜成熟化，會讓子宮內膜轉變成「適合接受胚胎著床的狀態」，以提供胚胎更好的發育環境。

子宮內膜能接受胚胎著床通常只有3天時間

　　不過，這個最佳狀態並非持續存在。以植入 D5 囊胚為例，從施

打破卵針開始起算，大約只有第 5 ～ 8 天這短短 3 天的時間，子宮內膜能夠接受胚胎著床。這段時間我們稱為「著床窗期」，一旦錯過時間，不管是提早或延後，胚胎都不太可能成功著床。

所以，有時候胚胎成長速度比較快，子宮內膜成長速度較慢；或是胚胎發育得慢，子宮內膜成熟得快，都讓著床窗期搭配不上，即使胚胎再好，也無法成功著床。只有胚胎在正確的著床窗期植入，才能提高懷孕的機會！

以上就是子宮內膜品質對懷孕的影響。再幫大家複習一次：想要懷孕，品質良好的胚胎搭配狀態健康的內膜，還要有對的時間，三者缺一不可。當一切準備就緒，萬事俱備，只差「植入」！接下來的將告訴你胚胎植入的流程將如何進行。

二、胚胎植入4步流程：這麼做更萬無一失

談到這裡，做試管嬰兒就差胚胎植入這一步！本節將介紹胚胎植入的方式，以及術前、術後必要的流程。

步驟 1　植入前準備：超音波、檢查式子宮鏡檢查預防意外

在植入之前，我會盡量幫病患安排一次門診就能做的檢查式子宮鏡，深入檢查子宮的現況，子宮腔有沒有肌瘤、長息肉，以及子宮內膜有無發炎等，這些都是胚胎植入手術時常見的意外。

為了排除異常，也預防植入時才發現意外情況，植入前確認著床環境是必要的程序。若能事先發現異常，及早排除，對療程成果有很大益處。

步驟 2　胚胎植入手術：類似抹片檢查，別有壓力

　　胚胎植入手術雖然名為「手術」，讓一些對它陌生的人有點恐懼。然而，實際上對患者來說，感覺就像是做子宮頸抹片一樣，通常不會有什麼感覺，頂多鴨嘴撐開陰道時可能會有一些不適。

　　手術進行時，醫師會從陰道經過子宮頸，放入一根細長導管到子宮腔的中段，接著把胚胎吸入導管內，快速將胚胎放至子宮腔內適合著床的位置。

　　對一般經驗豐富的醫師來說，胚胎植入手術不一定需要特別搭配腹部超音波導引。但碰上長子宮肌瘤，或少數子宮形狀異常，如子宮頸狹窄、子宮中隔、單角子宮的情況，以超音波引導胚胎植入位置，對手術進行會有些幫助。

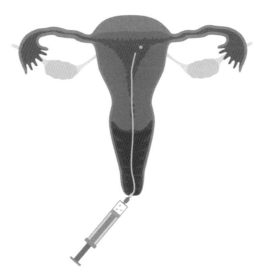

圖9-2　胚胎植入手術示意圖

步驟 3　植入後：持續使用黃體素供給胚胎養分，以利著床

　　胚胎植入後，什麼事情都可以不用做，但一定要記得持續補充黃體素！黃體素的功能在於穩定子宮內膜，以利胚胎著床。在胎盤形成，能自行製造出黃體素之前，都需要服用女性荷爾蒙和黃體素以維持濃度穩定；如果明顯降低，胎盤將停止發育，很有可能導致流產。

　　有些人可能會懷疑：真的有這麼嚴重嗎？如果一、兩天忘記用藥應該也沒有關係吧？這麼想就錯了。

　　我很常拿以前一名患者的真實故事來警惕大家。這名患者急著想要知道有沒有懷孕，做了一件許多患者都會做的事：在約定回診的日子到來前，自行買驗孕棒檢測。

　　當她看到驗孕棒未顯示懷孕，覺得無望了，心情低落，竟然自行決定停用黃體素。幾天後她回診，抽血一驗，才發現其實她有成功懷孕！這時候她才坦承已經停藥，醫師趕緊幫她加強黃體素用量，但已經於事無補，過沒有多久，胚胎就自然流掉，令她懊悔不已。

　　醫師開立給患者的藥物都有其使用的道理，對成功懷孕都是必要的，如果對藥物的使用有任何疑慮，想要調整，務必跟醫師討論，擅自停藥最要不得。

步驟 4　驗孕：植入 9 天後回診抽血驗孕

　　植入後多久可以驗孕？這應該是每個做試管嬰兒的人都很關心的事。一般植入 D5 囊胚，標準時間是植入後起算第 9 天可以回診驗孕；有時候保守起見，我也會讓患者植入後 2 週再來驗孕，結果會更明確。

　　回診驗孕的方式是抽血檢測 β-hCG（懷孕指數），精準度比驗尿高，數值在一定的標準範圍內，即代表懷孕。要注意的是，有許多

人會擔心，指數比別人來得低，會不會有危險？其實懷孕指數在不同時間點檢測，會有不同的判定標準，患者單方面看到的指數高、低不具比較意義，這方面放心交給醫師做專業判斷會比較適合喔！

三、冷凍胚胎植入為現今主流，建構內膜時程更彈性

　　讀到這，稍有一點概念的讀者可能會聯想到：胚胎植入還分為新鮮胚胎植入和冷凍胚胎植入兩種。總有人以為新鮮植入好，「新鮮」兩個字，聽起來就比較吸引人。

　　其實，兩者並沒有絕對的優劣之分，選擇以新鮮胚胎或冷凍胚胎植入，除了患者本身自己的意願外，子宮內膜環境的狀態經常是影響能不能在取卵後，接著鮮胚植入的關鍵。

新鮮胚胎植入：療程時間短，但子宮內膜狀態不見得適合植入

　　第一節提到，胚胎成功著床的要素包括足夠厚度的子宮內膜，以及胚胎植入時間和著床窗期要吻合。影響子宮內膜與著床窗期有兩個要素，分別是：

- 女性荷爾蒙 → 刺激子宮內膜增厚
- 黃體素 → 促使子宮內膜成熟化

　　要採取新鮮胚胎植入，意謂著取卵手術完成後，子宮內膜狀態必須要能達到合適的條件，而身體也沒有其他異常，我們才可以考慮在同一週期以新鮮胚胎植入。這麼做，整體療程時間確實可以最短。

　　不過，真實情況往往沒有這麼順利，很多女性取完卵後，體內的女性荷爾蒙高於正常水平，影響子宮內膜，變得不適合植入，非要硬

闖也只會導致胚胎植入失敗而已。

　　此外，同一週期新鮮胚胎植入，胚胎順利著床後，會分泌出更多的荷爾蒙如 hCG，如果患者患有多囊性卵巢，或是取卵的數量較多的人，容易誘發卵巢過度刺激症，產生腹水、腹脹、少尿的症狀，情況嚴重的話，有可能得面臨終止懷孕。

　　這也是為什麼現在新鮮胚胎植入方式愈來愈少採用的原因。有些人會像 Jessica 一樣問，為什麼不以新鮮胚胎植入，「新鮮」的比較好不是嗎？可是還真的不見得好，母體和子宮腔環境如果不能讓胚胎成功著床，如一開頭所說，空有「新鮮」胚胎也無法成功懷孕。

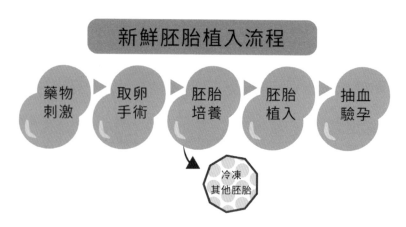

圖9-3　同週期新鮮胚胎植入流程

冷凍胚胎植入：有更多時間運用，打造較好的內膜環境

　　與「新鮮胚胎植入」相對的是「冷凍胚胎植入」，指的是以玻璃化冷凍技術保存胚胎，等待適當的時機再將胚胎解凍後植入。不少人擔心冷凍會造成胚胎的損傷，這點大家不用太擔心，因目前玻璃化冷

凍技術已經相當純熟，胚胎幾乎不會受到影響。

　　冷凍胚胎植入是目前更普遍採取的方式，其對母體條件沒有任何限制，還讓醫師有更充裕的時間調控患者的子宮內膜品質，有助於提高著床率。

　　根據女性荷爾蒙和黃體素產生的來源，我們可以採取自然週期、刺激排卵週期，和全程藥物週期三種方式，醫師將視患者的條件進行判斷決定。以下將分別介紹：

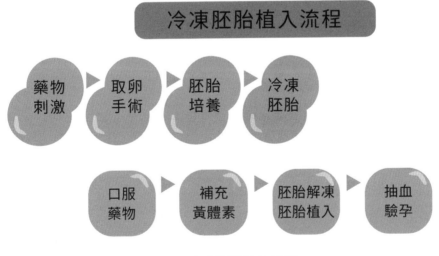

圖9-4　冷凍胚胎植入流程

1. 自然週期植入：荷爾蒙變化追蹤不易，若黃體素提前釋放，便無法植入

　　自然週期植入指的是什麼都不做，也不給予患者服藥，讓患者的女性荷爾蒙和黃體素隨著卵泡長大、排卵分泌，子宮內膜完全仰賴身體自行分泌的荷爾蒙生長，之後再依內膜的狀況決定植入時機。

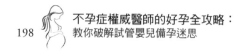

這種方式適用於少數無法使用藥物的患者。例如以前我曾有一個患者，她的肝指數過高，我便決定採取自然週期植入，避免使用藥物對她的肝臟造成更大的負擔。

不過，自然週期植入必須要嚴密的監測荷爾蒙的波動，一旦抽血驗出黃體素已經在沒有注意到時釋放、上升，我們便很難抓出正確的著床窗期，以至於無法幫患者安排最好的胚胎植入時間。

對多囊性卵巢或長期慢性不排卵的患者而言，等待卵巢自然排卵並不實際，而且往往已經錯過子宮內膜最佳的狀態，因此，也不適合自然週期植入。

整體而言，自然週期的不確定性因素高，對想要趕快懷孕的患者不一定有幫助，所以只有少數情況會採用這種方式。

2. 使用刺激排卵藥物：作用與缺點類似於自然週期植入，易有變數發生

刺激排卵週期植入的作用和自然週期植入類似，這種方式通常僅適合少數對外來荷爾蒙吸收不良的患者，會改以口服排卵藥或施打排卵針促進卵泡發育、排卵，進而讓身體自行分泌女性荷爾蒙和黃體素，以建構出好的內膜環境。

它的缺點也和自然週期植入差不多，醫師必須嚴格監控患者排卵和荷爾蒙的變化。假如該次卵泡發育過程中，沒有製造出足夠的女性荷爾蒙和黃體素，那該週期就沒有辦法安排植入，療程中間存在許多變數。

3. 補充外來女性荷爾蒙和黃體素：使用和追蹤方便、效果穩定，但用藥時間長

　　目前最多人採取的方式其實是直接補充女性荷爾蒙和黃體素藥物，全程靠外來的荷爾蒙建構良好的子宮內膜狀態。

　　這麼做的好處是患者只要按照醫囑服藥，不需要一直回診監控卵泡發育，和抽血檢測荷爾蒙的變化，對患者的壓力比較小，療程的成果更穩定。

　　只要子宮內膜環境達到標準，我們便可安排時間植入胚胎；即使子宮內膜的狀態還不到最佳，只要讓患者改用較高劑量的藥物，或是多用藥幾天，稍微做些調整，還是有很高的機會可以在預定的週期內植入胚胎。

　　要說它唯一的小缺點，可能就是用藥時間比較長，一旦使用外來的女性荷爾蒙和黃體素，便必須一路使用到植入後的 8、9 週，也就是胎盤逐漸成形，功能也完善後才能停藥。

表9-1　簡易藥物輔助受孕適用情境

	自然週期	使用刺激排卵藥物	補充女性荷爾蒙及黃體素
適用	使用藥物會對身體造成負擔者	患者無法妥善吸收外來女性荷爾蒙和黃體素	基本上沒有任何限制，大部分人都適用
缺點	● 必須嚴密追蹤排卵和荷爾蒙變化 ● 黃體素有可能提早釋放	● 必須嚴密追蹤排卵和荷爾蒙變化	● 整體用藥時間較長
採用機率	低	低	高

資料來源：作者

　　以上就是冷凍胚胎植入時，建構良好子宮內膜狀態的三種方式介紹。從上文可以得知，能夠左右子宮內膜厚度和成熟度的關鍵，只有女性荷爾蒙和黃體素的濃度。許多人會參考坊間「養」內膜的方法，

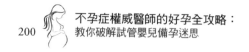

不僅沒有科學根據，還有可能造成體內荷爾蒙失衡，生理週期大亂，不可不慎！

四、植入後請維持日常生活步調，想多做、反而錯！

胚胎植入後等待「放榜」的日子裡，對許多人來說度日如年，分秒都是煎熬，戰戰兢兢，總想著「多做」些什麼來幫助胚胎著床。

就像是案例中的 Jessica，刻意臥床休息、泡腳，或不敢吃平常愛吃的東西。老實告訴大家，這些其實都沒有必要，除了把自己搞得緊張兮兮，有些方式甚至還對胚胎有害，實在是划不來！

這邊就舉四個常見的迷思，希望有助於化解你們的憂慮：

迷思一：植入後，能坐就不站，能躺就不坐？

血液循環降低，反而影響生殖器官功能。

「聽別人說胚胎植入至少要臥床 3 天左右？這樣胚胎才會穩定？」

「接下來要躺多久？」許多完成植入的夫妻都會問我這個問題，有時候一天可能還不止被問到一次。有些病患很嚴謹，還會進一步問「怎麼躺？」、「仰躺，還是側躺好？」

我的回答是：「最好不要一直躺！」不知道從什麼時候開始，胚胎植入後必須臥床的觀念深植人心，有些人深怕多站、多走動一會兒，受到地心引力影響，胚胎就會因此從子宮掉出來。

這個說法當然大錯特錯，我們站著時，大部分婦女子宮的角度其實是微微向肚臍處前傾。然而，當我們躺著，其實子宮會變成倒立狀。

需不需要擔心一直躺著，讓胚胎更容易滑到子宮頸？等你一站起來，它便掉出來了嗎？當然，這個疑慮並不存在。同樣，也不必擔心胚胎會因為站著、走路流出來。

許多研究皆顯示，植入後臥床對懷孕並沒有明確的好處，甚至還有可能降低懷孕率。而且，其實長時間臥床休息，人體的血液循環不良，有可能會使我們的生殖器官得不到足夠的血液供應，反而對懷孕有害。

所以植入後長時間臥床，或是像 Jessica 那樣，特地請假休息，真的完全不需要。

迷思二：植入後狂泡腳，讓胚胎著床更順利？

38 度以上高溫環境對胚胎有害。

「泡腳可以促進血液循環，保持子宮溫暖，可以幫助受孕。」

上面提到血液循環不佳可能對胚胎發育有害，因此有一些人會想方設法促進血液循環，而泡腳就是患者間最流行的一種，也是我每每在胚胎植入後會特別提醒患者的。

說實在，泡不泡腳跟懷孕沒什麼關聯，只是有些人泡腳的水溫真的嚇到我了，動不動泡到 40 幾度以上！請注意，精、卵和胚胎對溫度都非常敏感。有一些研究顯示，體溫明顯升高有可能會導致流產。

胚胎植入後不需要泡腳；如果真的很想要泡也沒關係，水溫只能是 37°C 或以下，千萬不要泡高溫的熱水。

迷思三：不可以喝咖啡、吃生魚片，不可以提重物？

按照原本生活習慣就可以。

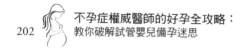
「胚胎植入後可不可以吃生魚片？可不可以喝咖啡？聽說蘋果、木瓜也不能吃？」

唉呀！到底哪來這麼多禁忌？你想想，離不開生魚片的日本人、每天喝咖啡的歐美人難道都不孕嗎？其實你平常吃什麼，胚胎植入之後就繼續吃什麼。只要維持均衡飲食，吃任何東西都不要過量，有血糖問題的人注意血糖控制，這樣就夠了。

至於還有些人會說，要小心提重物，盡量不要做激烈運動……。這都是同樣的道理，重點在於保持與原本生活一樣的模式，讓身體自然維持平衡，有重訓習慣的人可減量運動，沒有運動習慣的人也不必突然劇烈改變，故意提重物。

還記得之前有位剛做完胚胎植入的患者告訴我，過幾天後她要去登山，剛開始我還有些替她擔心，畢竟那不是爬郊山，而是有難度的百岳。結果她還反過來要我放心，平常她有登山習慣，也為此訓練了很長一段時間。後來她不僅成功登頂，也順利懷孕，負重登山完全沒有對她造成任何影響。

這不是建議胚胎植入後要登山喔！別誤會。重點是：生活照常最好。

迷思四：著床性出血？是好徵兆還是失敗？

微量出血與懷孕沒有直接關聯。

「內褲上有沾到一點點血跡，這是失敗了，還是所謂著床性出血？」

常有人問以上的問題，答案都不是！剛植入的胚胎大小只有約

200 微米，相當於半根頭髮的直徑，這樣的大小基本上不可能在子宮內膜上造成傷口，血量還大到流出陰道。

既然如此，為什麼不少人胚胎植入後，都會發生微微出血的情況？據我觀察可能有兩個原因：

- 使用黃體素陰道塞劑時，不慎劃傷陰道或子宮頸的微血管，導致流血。
- 胚胎植入後未按時服藥，導致小規模的子宮內膜剝落，因而出血。

還有一部分人流血量較大，內診後發現出血位置是從子宮頸流出來，這通常是胚胎著床後，釋放出女性荷爾蒙和黃體素，造成荷爾蒙波動所導致。

所以說，胚胎植入後不管有沒有出血，都不適合以此作為依據，瞎猜成敗。有任何疑慮、不確定，或更嚴重的出血，都應趕緊聯絡醫院諮詢。

在胚胎植入後，如果你真的很想「多做」什麼，我誠心建議好好放鬆心情。而你真正唯一需要做的事情，就是維持原本正常的生活，規律作息、正常飲食，讓自己保持平常心！

好孕醫師答

植入後維持原先正常生活，學習放鬆對懷孕最好！

針對 Jessica 的種種問題，這邊幫妳一一釋疑。首先，驗孕棒的敏感度不及血液檢測，而且妳使用的時間點也不對，植入後第 7 天還不到標準的驗孕時間，可能會有誤差。

再來，胚胎植入後微量出血，如果妳有按時用藥，這通常是使用黃體素陰道塞劑時，磨擦到陰道壁造成的小傷口，切勿以此來判斷胚胎著床成功或失敗。

至於妳懷疑胚胎是不是冷凍後變得不健康，造成懷孕失敗。雖然我不能完全否定這種狀況，但胚胎冷凍技術已經很成熟、安全，在妳還未回診抽血驗孕前，現在恐怕不是討論失敗原因的時機點。

最後，我非常強調一個觀念，胚胎植入後請盡量「維持原本的生活型態」，好好放鬆心情，像是請假半個月臥床、喝婆婆準備的補湯，都沒有必要，對懷孕影響不大。

綜合本章的說明，簡而言之：

- 試管嬰兒成功的必要條件是將品質好的胚胎，在正確的時間範圍內，植入狀態良好的子宮內膜。

- 胚胎植入前建議做檢查式子宮鏡，確認有沒有子宮腔積水、內膜發炎等變數；而植入後一定要按照醫囑持續使用黃體素，以免影響胚胎著床。

- 採取冷凍胚胎植入，並全程補充外來的女性荷爾蒙和黃體素藥物打造良好內膜環境，是目前比較主流的做法。

- 胚胎植入後請盡量維持原本的生活，不需要做大幅度的改變，尤其坊間認為要長時間臥床、熱水泡腳，都已經證實對懷孕有害。

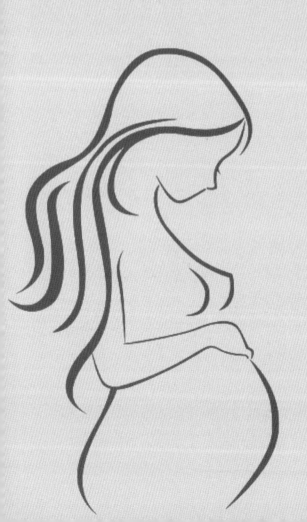

第 10 章

棘手生育問題有解嗎？
——談談高階生殖醫療的助孕法寶

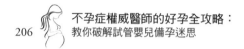
讀了本章，你將知道：

1. PGS 的目的、效果和極限？適合哪些患者？
2. PGD 能解決哪些問題？與 PGS 的差別為何？
3. ERA 檢查的目的是什麼？誰適合做 ERA？
4. 所謂「免疫性不孕」是什麼？哪些人需考量這方面的問題？

好孕大哉問

曾經做試管嬰兒失敗，這麼多高階檢查到底要不要做啊？

Ada

年齡：38 歲

職業：記帳士

興趣：瑜珈

本身一年前曾經做過一次試管嬰兒，當時一路感覺都很順利，過程中我做任何事都小心翼翼，心想著一定要一次成功。

然而，胚胎植入後開獎卻失敗了，所謂期待愈高，摔得愈重，當時我覺得自己好沒用，每天負能量爆棚。好險老公果斷決定先休息一陣子，調整好我們的身心後再出發。

這次重新踏入生育門診，為了提升成功的機會，生殖中心告訴我們有一些進階的療程，像是 PGS、ERA 可以選擇，請我們參考看看。

這些檢測和技術的收費不便宜，我和老公決定回去先研究一下，結果發現鼓吹一定要做的人還真不少，可是也有醫師指出效

益不大，甚至反對，搞得我們現在很徬徨。

　　除此之外，我們還搜尋到有所謂的 PGD、自體免疫檢查等，不知道這些是什麼？生殖中心介紹的技術對我們真的有幫助嗎？到底要不要做呢？

　　試管嬰兒技術多年來發展已臻成熟，但還是有些案例多次嘗試都無法成功，包括植入胚胎失敗，或者著床後胚胎萎縮。還有一些人則是懷孕了，然而產檢時卻發現胎兒有遺傳性疾病，只能人工引產。

　　為什麼沒有辦法順利懷孕？為什麼無法生下健康的寶寶？這些狀況對患者無疑都是沉痛的打擊，經過生殖醫學界多年來研究、探討，大致上可歸納為植入的胚胎有缺陷、子宮內膜問題和母體的身體異常等三個原因。

　　針對這些先前難以發現、解決的棘手情況，目前的醫學技術都有更進階的檢測方法，進一步找出原因，再規劃預防與治療方案，本章將介紹幾個值得關注的技術與治療方向，讓面對特殊難關的求子夫妻們參考。

表10-1　特殊狀況可採取的進階檢查

	胚胎		母體	
			子宮內膜	免疫系統
可能原因	染色體異常	父母帶有單基因遺傳疾病基因	著床窗期偏移	抗磷脂抗體症候群
進階檢查方法	PGS	PGD	ERA	免疫學檢查

資料來源：作者

一、PGS／PGT-A：篩選出染色體數目正常，能提升懷孕機率的胚胎

　　「醫師，之前看新聞，好幾個女明星求子成功都有做所謂的PGS，這到底是什麼啊？」拜大眾媒體傳播的力量，即使還沒有開始試管嬰兒療程，患者或多或少都聽過 PGS 技術。

　　PGS（Preimplantation Genetic Screening）就是胚胎著床前染色體篩檢，正式名稱為 PGT-A（Preimplantation Genetic Testing for Aneuploidy），是一種能協助患者檢測出胚胎染色體數目正常、異常與否的技術；而 PGT-A 為 PGS 近年改名後之正式名稱，因臺灣生殖醫療界與患者間溝通仍廣泛使用 PGS，故本書仍以 PGS 指稱。

高齡婦女胚胎染色體異常的機率較常人更高

　　正常人類擁有 23 對、共 46 條染色體。大部分在卵子、精蟲品質不佳的情況下，有可能會發生胚胎染色體數目異常的情況，也就是染色體數目的總量變為 45 條或 47 條，本該是一對的染色體多或少了一條。

　　當胚胎染色體數目異常，一般而言會造成胚胎著床失敗或流產；不過，少數染色體數目異常的胎兒仍有可能被生下來，例如大家熟知的唐氏症，是第 21 對染色體多一條；還有像是少一條 X 染色體的透納氏症。

　　PGS 的目的就是避免上述懷孕失敗或生出不健康寶寶的狀況。確定施作 PGS 的患者進入試管嬰兒療程後，會取其培養至囊胚的胚胎切片送檢、分析，最後篩選出染色體數目正常的胚胎進行植入，以提升成功懷孕的機會。

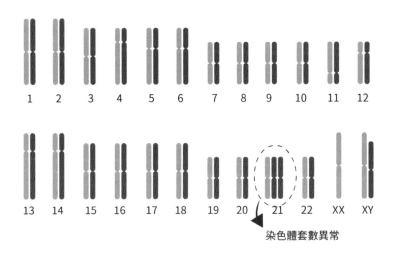

圖10-1　PGS 檢測：找出無法湊成一對的染色體

　　所以一般而言，以下類型患者發生胚胎染色體異常機率較高，我會建議施作 PGS：

- 年紀大於 37 歲之高齡婦女
- 曾有試管嬰兒療程失敗經驗
- 曾有反覆流產經驗
- 夫或妻有染色體平衡轉位問題

　　另外，對於某些有時間壓力，像是跨境醫療的患者，或許也可以考慮做 PGS，提高植入一次就成功的機率，降低跨境求診的時間成本。

　　PGS 雖然能避免因胚胎異常導致著床失敗和流產，或是生出不健康的寶寶，但技術也有其極限。網路上 PGS 的介紹往往沒有說明清楚，容易讓患者誤以為 PGS 萬能。藉由這個機會向大家解開這些「美麗的」迷思：

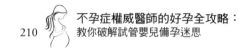

迷思一：各種年齡層做PGS都有助提高懷孕機會？

對 35 歲以下女性沒有太大益處。

「我想做 PGS，但我的醫師直接告訴我不需要！」

我常常在網路上看到這類的討論，很多人不理解醫師的決策。事實上，對年紀較輕的患者來說，做 PGS 的效益真的不大！

知名的 STAR 研究，曾找來不同年齡層的兩組患者，一組有做 PGS 檢測胚胎染色體數目是否正常，而另一組則是直接植入胚胎。最後研究發現，35 歲以下的不孕症患者不管有沒有做 PGS，植入胚胎後的懷孕率其實沒有差別。

而胚胎切片也有潛在的風險，這對胚胎而言是一種侵入性的技術，就算胚胎師經驗豐富、生殖實驗室專業、高品質，也沒有人能百分之百保證胚胎經過切片後，不會有任何損傷，尤其一些品質較差、細胞數量少的胚胎很有可能會因耗損而無法使用。

迷思二：檢查結果沒有正常胚胎，就無計可施了嗎？

低鑲嵌胚胎，在一定管控下可植入。

「萬一 PGS 報告顯示沒有正常染色體的胚胎，就沒救了嗎？」

答案是未必，最新研究發現，低鑲嵌性的胚胎植入後，還是有機會可以成功懷孕！對某些做 PGS 後完全找不到正常胚胎的患者，是另一條治療的出路。

先來解釋什麼是「鑲嵌性」胚胎。一般 PGS 檢測報告會將胚胎分為正常、異常和鑲嵌性，所謂的鑲嵌性指的是一顆胚胎有部分染色體

正常，部分染色體異常，只要整體異常的比例不高，就算是低鑲嵌性
胚胎。

隨著植入低鑲嵌性胚胎的經驗和相關研究愈來愈多，以目前的觀
察，許多植入低鑲嵌性胚胎的患者不僅成功懷孕，也順利生下健康的
寶寶。

要特別留意的是，低鑲嵌性胚胎仍帶有一些異常的細胞，患者懷
孕後，務必要做 NIPT（非侵入性胎兒染色體檢測）和羊水晶片等產
前檢查，追蹤寶寶的發育和健康。NIPT 是一種非侵入性的產前檢查，
只要抽取孕婦的血，便能檢查胎兒的染色體數目是否有異常，一般建
議懷孕超過 10 週以上的孕婦做。至於羊水晶片則是透過抽取羊水的
方式，再分析羊水中胎兒的染色體，以檢測出胎兒染色體和基因是否
有異常及微小的缺失。

迷思三：做了 PGS，懷孕後就不需要做高階的產檢？

做 NIPT 為第二道把關。

「既然 PGS 可以篩選出染色體數量正常的胚胎植入，那就可以把
產檢費用省下來了吧？」

應該不是這樣的！PGS 畢竟只是排除了染色體數量異常導致的缺
陷；若胎兒有其他的異常症狀，還是需要其他產檢手段協助發現。

我建議，即使植入經 PGS 檢測過為正常的胚胎，除了例行性的產
檢之外，如有額外加做 NIPT 為第二道把關，更能確保能安心產下健
康的寶寶；至於羊膜穿刺的檢查具有風險，若有做過 PGS，盡量避免
做羊膜穿刺。

以上是多數不孕患者最感興趣的 PGS 檢測介紹，接下來繼續說

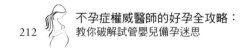

明，若是父母的基因有遺傳疾病問題，又該怎麼辦？

二、PGD／PGT-M：排除地中海貧血、小腦萎縮症、先天聽損基因等的胚胎

　　讀者還記得第四章有提到，一些人做了孕前檢查後，發現夫妻雙方都有單基因遺傳疾病的隱性基因，不知道會不會遺傳給以後的寶寶，對懷孕這件事情變得戒慎恐懼。

　　以地中海型貧血為例，當父母雙方都帶有同一類別的地中海型貧血基因，生下來的小孩有很高機率為重度地中海型貧血，得終身定期輸血，或靠骨髓移植治療；也有胎兒在媽媽肚子裡就出現嚴重的水腫問題，不適合留下來，只能忍痛人工引產。

　　除了地中海型貧血之外，臺灣常見的單一遺傳疾病還包括先天性聽損和血友病，以及小腦萎縮症。

需針對特定基因和單基因遺傳性疾病檢測，無法亂槍打鳥

　　上述這些問題，以現在的人工生殖技術其實都有辦法解決！在試管嬰兒療程中，我們可以做 PGD（Preimplantation Genetic Diagnosis）胚胎著床前基因診斷，幫助患者挑選出不帶有單基因遺傳疾病的胚胎植入。PGT-M（Preimplantation Genetic Testing for Monogenic Disorders）為 PGD 近年改名後之名稱，因臺灣生殖醫療界與患者間溝通仍廣泛使用 PGD，故本書仍以 PGD 指稱。

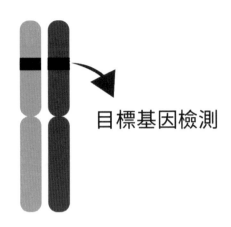

圖10-2　PGD 檢測：找出未帶有特定基因的胚胎

夫妻如果有以下狀況，建議考慮求助做試管嬰兒和 PGD，避免生下不健康的寶寶：

● 夫妻雙方為單基因遺傳性疾病帶因者

● 夫妻雙方已知家中具有單基因遺傳性疾病史

● 曾懷孕或生下具有單基因遺傳性疾病的寶寶

要特別提醒的是，PGD 技術必須針對「特定」基因做篩檢，沒有辦法一次檢測就排查所有遺傳疾病。

PGD vs. PGS，你適用哪一種？

我發現很多患者分不清楚 PGD 和 PGS，差一個字母其實差很多。兩者雖然都能篩選出正常的胚胎，淘汰掉異常的胚胎，但原理和適用的對象可是大不同，以下幫大家做綜合比較：

表10-2　PGD vs. PGS 比較一覽表

簡稱	PGD／PGT-M	PGS／PGT-A
英文全稱	Preimplantation Genetic Diagnosis／Preimplantation Genetic Testing for Monogenic Disorders	Preimplantation Genetic Screening／Preimplantation Genetic Testing for Aneuploidy
中文全稱	胚胎著床前基因診斷	胚胎著床前染色體篩檢
檢測目的	篩選出不帶有特定單基因遺傳性疾病基因的胚胎	篩選出染色體數目正常的胚胎
可排除疾病舉例	● 地中海型貧血 ● 先天性聽損 ● 血友病 ● 小腦萎縮症	● 唐氏症 ● 透納氏症
適用對象	● 夫妻雙方為單基因遺傳性疾病帶因者 ● 夫妻已知家中具有病史 ● 曾懷孕或產下有單基因遺傳性疾病的小孩	● 患者年齡大於37歲 ● 曾有試管嬰兒療程失敗患者 ● 重複性流產患者 ● 夫或妻有染色體平衡轉位問題
限制	● 必須針對特定基因和疾病篩檢	● 對35歲以下患者效益不明顯 ● 有可能犧牲掉其他其實有懷孕機會的胚胎
費用	較低	較高

　　到這裡為止，以上兩節是針對異常的胚胎，能進一步施作的進階檢測。下一節將和大家談談，子宮內膜著床窗期位移時的檢測與解決方式。

三、ERA：確認子宮內膜著床窗期有無位移

　　這邊又要再次請大家回顧，第九章曾經解釋胚胎必須在子宮內膜

的「著床窗期」間植入，才有機會成功受孕。

　　雖然大部分女性的著床窗期遵循同樣的時間規律，但也有少部分人的著床窗期並不在標準時間內，有些人窗口開啟的時間早於常態，有的人比較晚；也些人著床窗期時間比較長，有人則是時間相對短。

找到子宮內膜最適合胚胎植入的時間

　　若不能在正確的著床窗期內植入胚胎，就會造成試管嬰兒患者多次植入失敗，遲遲無法懷孕。通常這時候排除為胚胎異常的問題後，就會往著床窗期位移的方向檢討，藉由 ERA（Endometrial Receptivity Analysis）子宮內膜容受性基因篩檢，確認患者正確的著床窗口開啟時間。

　　進行 ERA 至少需要花一個生理週期以上的時間進行檢測，除了報告需要 3 週才能提供，整個過程也必須模擬試管嬰兒治療，用藥讓子宮內膜處在足夠的女性荷爾蒙和黃體素中，再採樣子宮內膜，以檢驗分析確認患者著床窗口的開啟時間，再進行植入。

多次植入失敗者著床窗期偏移的機率較高

　　研究指出，接受 ERA 的患者之中，有 50％的女性著床窗口移動，其中一半提前、一半延後，而年齡較高的患者著床窗口偏移的機率又比較高一些。

　　不過，如同上面所說，一般人的著床窗期通常都在標準時間內，且研究的對象也並非所有女性，通常著床窗期移動並不會是患者不孕原因的第一考量。評估整體檢測的效益後，建議有以下情況的患者，做 ERA 較有效益：

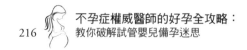
- 試管嬰兒胚胎植入失敗一次以上
- 胚胎曾做過 PGS，但植入後仍沒有懷孕

四、因血栓導致反覆流產：檢查抗磷脂抗體症侯群

「你有去驗過免疫了嗎？」

「什麼時候才可以驗免疫？」

「我這樣是不是有可能是免疫性不孕？」

近年來所謂因為自體免疫疾病造成不孕、流產，蔚為討論話題，動不動要求抽血檢查；還有人以為這是由於自己的免疫系統想把胎兒這個「外來物」趕走導致，這些認知都是錯誤的！

目前大家所泛指的「免疫性不孕」，且被證實與反覆流產有關的，其實是一種叫做抗磷脂抗體症候群的症狀引起。這種患者懷孕的時候，容易產生抗磷脂抗體，進而引起血管阻塞，產生血栓，胎盤因供血受到阻礙，最後胚胎無法順利發育而萎縮，便會流產，完全不是抗體攻擊胎兒造成。

容易導致血栓形成的抗體，往往在血栓出現時才能檢驗出

如第四章提及，有抗磷脂抗體症候群的患者平常可能看不出任何異狀，在血栓產生之前，身體也很有可能驗不出抗體，往往直到有懷孕異常表現時，才有辦法檢測出抗磷脂抗體的存在。

這就像是曾經得過 Covid-19 的人，過了一陣子檢測發現身上竟然沒有 Covid-19 抗體了，但這不表示他沒有抵抗力；如果這個人再次確診，身體才會再度誘發有效對抗病毒的抗體出來。因為總要抗原出現

的時候，身體才會大量製造抗體，並被檢測出來。

已排除為胚胎及子宮異常的反覆流產患者，考慮抽血檢查

通常患者有下列情況，較有可能屬於抗磷脂抗體症候群，多半這個時候醫師會建議患者抽血檢驗抗磷脂質抗體：

- 反覆流產，且已排除其他胚胎、子宮異常
- 本身患有紅斑性狼瘡等自體免疫疾病者，較常伴隨有該抗體

而檢查出確實有抗磷脂抗體症候群，又想要懷孕生子的患者，我們可以使用肝素、類固醇，甚至是靜脈注射免疫球蛋白來解決，目前醫學上能幫助患者順利懷孕的方式很多。

解釋了這麼多，其實我想強調，並不是人人都有必要朝免疫性不孕的方向檢查與治療！人體的免疫反應是非常複雜的過程，因為流行或人云亦云而去多做檢查，對治療的綜效並沒有太大幫助。

好孕醫師答
可考慮做 PGS 和 ERA 檢查

生殖醫療技術日新月異，的確常常造成患者陷入「要不要做」、「真的有必要嗎？」的糾結，Ada 妳會有這些問題都很正常。

由於妳過去曾經試管嬰兒失敗，加上已屆高齡產婦，因此生殖中心建議妳做 PGS 和 ERA 都有其道理。若想要避免試管嬰兒失敗的潛在風險，確實可以考慮做這兩項檢測，確保染色體正常

的胚胎能在正確的時間植入，提升成功懷孕的機會。

當然，這些高階檢測的收費並不便宜，妳也要考量自己的經濟條件，如果造成壓力，這些助孕的技術都沒有百分之百「一定」得做的理由，建議量力而為，並與自己的醫師深入討論必要性。

至於你們夫妻因為沒有單基因遺傳性疾病的帶因，或是曾有因血栓導致流產的經歷，因此，PGD 和免疫性不孕的檢測及治療，現階段並不是需要考慮做的檢測項目。

綜合本章介紹，重點整理為：

● PGS 可篩選出染色體數目正常的胚胎植入，對 35 歲以上高齡、曾有試管嬰兒治療失敗或反覆流產經歷的患者有益。

● 針對父母雙方有單基因遺傳性疾病帶因，PGD 可協助挑選出基因正常的胚胎植入。

● 少數女性的子宮內膜著床窗期有偏移可能，曾有胚胎植入失敗經驗的患者排除胚胎異常後，可考慮做 ERA 檢測。

● 抗磷脂抗體症候群的孕婦，身體容易產生血栓，導致胎兒流產。反覆流產患者或許可考慮抽血檢驗，一般不孕患者通常較沒有必要檢測。

第 11 章

選名醫還是選環境？

——為你量身訂做的療程最好

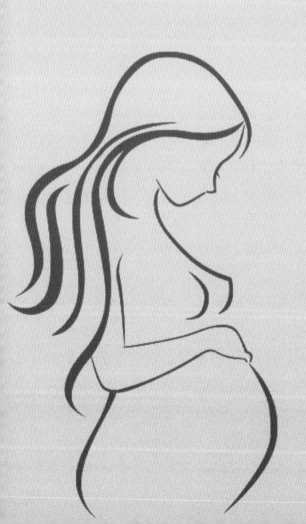

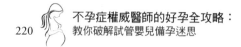

讀了本章，你將知道：

1. 治療不孕症時，該去哪一類的醫療院所就醫？
2. 如何挑選到適合自己的醫師和醫院？
3. 醫院公布的「成功率」為什麼不具比較、參考價值？
4. 量身打造的個人化治療是什麼？

好孕大哉問

比來比去各有優缺點，該怎麼選擇好醫師呢？

Kayla

年齡：35 歲

職業：霧眉師

興趣：種植物、打麻將

多年來一直有婦科疾病的問題，再加上年紀也到了，知道自己想生小孩，可能得靠人工生殖的方式。於是和先生今年初結婚後，我們便很積極在網路上搜尋相關資料，挑選合適做人工生殖的院所。

不過，資料看愈多，愈讓我們舉棋不定。現在的候選名單有這幾個：

A 醫師：在大醫院附設的生殖中心任職，該中心官網上介紹寫的成功率看起來是最高的，不過得坐高鐵往返，交通是個負擔。

B 醫師：獨立生殖機構的醫師，名氣響亮，不僅常上電視節目，網路上的推薦文也很多，開車約半小時可抵達。

C 醫師：曾經看過婦科問題的朋友推薦，某醫院的婦產科醫師，聽說對待病患很親切，離我住的地方也很近；除了常見的婦科診療外，也處理生殖醫學。

我們很想要能挑選到最適合的醫院和醫師，種種考量下，也很希望治療一次就成功！但現在從第一步就沒有辦法下決定，漸漸開始產生一些壓力，我們到底該怎麼選擇呢？

「我應該去哪裡接受治療？」、「該怎麼選擇醫師？」、「到底如何治療不孕症才是『最好』的？」如同 Kayla 的例子，深受不孕症困擾的朋友們心底最想知道的、最希望獲得解答的問題，這幾個肯定榜上有名。

別急，本章我將根據從業近卅年的觀察進一步剖析，治療不孕症究竟該怎麼選擇適合自己的醫院和醫生？希望讀者們都能順利找到解決生育問題路上的神助攻！

一、婦產科、大醫院、獨立生殖機構，該去哪好？

身為一名常常到國外參加國際性學術會議的醫師，我可以自豪地說：臺灣的生殖醫療實力及品質不僅在全世界處於領先地位，而且生殖醫療資源分佈相當密集，對許多患者而言都觸手可及。在臺灣，自費醫療的收費標準也受到政府把關，絕大多數的人都能便利地取得高品質的生殖醫療。

在這樣的前提下，有時候反而讓求子夫妻得了選擇困難症，苦惱該去婦產科、大醫院，還是獨立的生殖機構好？這個問題的答案當然

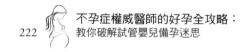

是因狀況而異，我們一起討論：

婦產科：容易接觸到，適合不確定自身情況的人諮詢

大部分婦女應該都有去婦產科看診的經驗，懷孕遇困難初期通常也會直接到婦產科。以分級醫療的概念而言，求子夫妻若還不確定自己是否患有不孕症，想要先尋求諮詢，到婦產科診所看診的好處是方便、就近省時。

基本上婦產科也可以開立排卵藥物，所以若是由較不複雜的排卵問題所引起的不孕，或許在婦產科也能獲得解決。

要留意的是，所謂的婦產科不管是醫院裡的，或是坊間診所，一般仍以婦科和產科為主，醫師不一定有經過不孕症次專科的訓練；即使有，他們的執業心力也較分散，要看產檢、要接生，還有其他大大小小的問題，加上只能做初階的不孕症檢查，若患者在婦產科看診或治療幾次後，沒有明顯成效，建議就要考慮到更專門的生殖醫療院所就診。

大醫院附設生殖中心：有跨科別支援，適合須綜合治療的患者

當你的不孕症狀況較為複雜，或遇到明確的生育困難，你可能會想找更專業的醫療院所看診。這時很多人的問題就來了：大醫院附設的生殖中心和獨立的生殖機構差別是什麼，哪個比較好呢？

大醫院附設生殖中心的優勢是有豐沛的後勤資源，能提供跨科別的整合治療。換句話說，如果患者有腹腔、骨盆腔沾黏，或子宮肌瘤等，需要手術開刀處理的情形；或有嚴重高血壓、糖尿病等在懷孕過程中會造成高風險的疾病，在大醫院能得到妥善的處置和照顧。

但在大醫院，急重症病患照護是核心目標，在這樣的前提下，相

信有去過大醫院看診的人應該都能感受到，整體環境較不容易讓人放鬆；且掛號、看診、檢查、轉診、批價、領藥都有固定的行政流程，等待是常有的事；醫事人員可能也會因為病患眾多，加上工作內容繁雜，沒有多餘心力關注個別病患的需求，互動方式通常較一板一眼。

　　生殖治療的性質，和許多傷病不同，生殖療程不僅是醫學，其出發點是關係與家庭的追求。當大型醫院的整體環境無法提供心理、感情的關照支持，求子夫妻容易感到受挫、心灰意冷。這是我所常見到的。

獨立生殖機構：專業度高、支持系統完善，適合目的明確的患者

　　相較上述兩者，獨立的生殖機構則是專門提供生育力檢查和不孕症治療的醫療院所，通常是大醫院裡具有不孕症次專科資格的資深醫師，離職後自行開設。所謂術業有專攻，這樣的機構通常強調擁有先進的設備器材和技術，醫療團隊也有更豐富的經驗。

　　獨立生殖機構更理解、更重視求子夫妻面對的挫折與壓力，所以更針對其心理需求提供「療癒」、「溫暖」的環境氛圍，以及完善的支持系統和配套協助。例如，心理諮商服務、備孕營養諮詢、個案管理師協助、能掌握就醫紀錄的 App，都對患者有所幫助；又例如我服務的 TFC 還推出中醫門診，以兼顧患者多元的醫療需求。

　　弱點當然也有。若有需要跨科醫療的配合，或是執行高難度手術的時候，患者仍得轉診至大醫院處理。但這方面大家也不用太過擔心，通常生殖機構都有和大醫院合作，醫師也會給予專業的轉診建議和推薦。

表11-1　不同層級不孕症治療院所比較

	婦產科	大醫院附設生殖中心	獨立生殖機構
優點	● 門診多、方便、易於接觸	● 有跨科別的支援，後勤醫療資源豐富	● 醫師皆有生殖醫學次專科資格，專業度高 ● 更人性化的醫療支持和輔助系統
適合對象	● 懷疑有生育問題，但對不孕症較沒有概念的初診患者 ● 僅需要初階或中階助孕方式，如簡易藥物輔助受孕或人工授精的患者	● 不孕且合併其他嚴重疾病，如心血管疾病、高血壓、糖尿病的患者 ● 有嚴重腹腔沾黏，或患有子宮肌瘤等須開刀處置的患者	● 各種程度生育困難的患者 ● 重視醫療氛圍的人
不易滿足的需求	● 醫師不一定經過不孕症次專科訓練 ● 醫師執業項目和心力較分散 ● 僅能做初階的不孕症檢查和治療	● 整體環境較不容易讓人放鬆 ● 有固定行政流程，須花時間等待和處理 ● 醫事人員較無心力關注個別病患需求	● 有高難度手術或跨科醫療需求時，須轉診至大醫院

資料來源：作者整理

　　上述僅是根據不同的醫療層級稍作介紹，大家一定要根據自身不同的狀況選擇。

　　另外，最簡單的方式，還能從通過衛福部許可的人工生殖機構名單尋找適合的醫療院所。根據國健署網站於2023年11月的數據顯示，目前全臺有100家通過衛福部嚴格規範的醫療院所可執行試管嬰兒治療，具有符合標準的診療品質。如此一來，選擇範圍是不是又縮小許多？大家也不必傷腦筋囉！

二、不再選擇困難，3 方向挑選適合自己的醫師

「何醫師，你是神明幫我挑的醫師啦！我到廟裡拿了三個醫師的名字一個、一個請示，最後只有你得到聖筊。」聽到患者這樣的另類「稱讚」，讓我有時候還真感謝神明不嫌棄。

決定好要去哪個層級的院所後，「哪個醫師比較好？」、「這麼多間要去哪一間？」除了找神問事這種帶點運氣成分的方法，客觀來看，其實有三個因素需要列入考慮：

考量一：醫師能站在患者處境，設身處地設計療程

臺灣有句俗話說：「先生緣，主人福」。「緣」指的其實就是醫病之間透過良好的溝通和互動，打造互信的基礎。

其實所謂的信任，就是建立在醫師能不能站在求子夫妻的處境，設身處地為患者著想，基於患者各方面的條件設計療程方案，幫患者減少不必要的醫療花費，並且盡量減少侵入性檢查和治療。

簡單舉例，患者年紀尚輕，也沒有流產或試管嬰兒失敗的經驗，醫師就不應該建議患者做 PGS；或是患者經濟壓力比較大，醫師是否能考量其限制，建議在其經濟能力範圍內的診療選項，並坦誠分析其優劣勢……。這些考量會比起網路上的名醫評價和廣告推薦來的更重要。

考量二：醫師能與你充分說明，並支持與尊重你的選擇

「醫師講很簡短，我根本來不及吸收。」、「那時候醫生就說我先從人工授精開始做，詳細我也不是很清楚。」、「為什麼要做輸卵管檢查，其實我不知道原因。」有時候總會碰到從外院來的患者一問

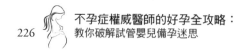

三不知的情況，真不知道是患者忘了，還是醫師沒有講？

在不孕症治療的過程裡，各個階段的療程環環相扣，複雜度又高。我認為很需要醫師和患者充分說明每個選項和建議的細節，諸如藥物和技術使用、治療目的和效果，讓患者不管是身體上或心理上，都能提前做好因應和準備。

而且不論你最後做了什麼決定，你應該都要能感受到醫師給予的尊重和支持，而非刻意地引導選擇，或是施壓強迫。醫療的起點是信任，醫師應負責解決問題，而不是為病患帶來更多緊張和不安，後續的治療才會走得更順利。

考量三：需留意院所硬體設備的規格，以及醫療團隊的專業度

有別於一般的醫療，人工生殖很仰賴專業實驗室、硬體設備和團隊的支持，巧婦難為無米之炊，沒有這些，醫師有醫術也難以完整發揮。

一般來說，患者可以從硬體設備和醫療團隊兩個層面判別。有關人工生殖實驗室和胚胎師更詳細的介紹，讀者可以往前查看第八章末的說明，這邊僅做重點式的提醒。

一間合格、甚至不錯的人工生殖醫療院所應該具備：

硬體設備

● 無塵等級的人工生殖實驗室，內部處於低氧、恆溫環境

● 空調系統加裝可排除揮發性有機化合物的設備

● 發生任何意外都不斷電的電力和監控系統

● 提供可 24 小時連續監控胚胎的縮時攝影培養箱

醫療團隊

● 胚胎師應具有國健署認證資格

● 有足夠資深的胚胎師，可執行 ICSI、胚胎切片等進階技術
● 有各司其職的護理師、個案管理師、檢驗師、諮商師等
● 醫療院所本身具備訓練人工生殖機構技術員的培訓資格

　　這裡再提供一個辨別小技巧，患者去看診時，可以留意醫師和胚胎師們有沒有噴香水、化妝、擦指甲油；這些都含有揮發性有機化合物，對胚胎會造成傷害。避免使用上述物品是生殖機構最基本的守則，假如這都沒做到，後面也都甭談了。

　　以上是我認為挑選治療不孕症的醫師和院所時，最重要的三個關鍵，讀者不妨參考。

三、比成功率？這些數字比表面更複雜一些

　　也許有人會好奇：「是否該比較各院所的成功率？選醫師和院所的時候，直接比較成功率是否最明確、最直接嗎？」

　　這麼想當然沒有錯，數字通常能夠呈現客觀、可以量化的事實。不過，在做人工生殖的時候，可能有好幾個被用以說明醫療成效的數值；其解讀方式，其實比你以為的更複雜一些。

迷思一：成功率高，我應該一次就成功？

　　其實有各別差異。

　　「這個生殖中心做試管嬰兒成功率好高哦，我一定可以一次成功！」

　　影響人工生殖成功率的因素其實多，除了院所的硬體設備和專業

團隊、醫師的診療技術和學識，另一方面也包括患者本身的條件——有些人懷孕的難關相對單純，有些人則非常複雜困難。

「過往績效，不保證基金最低收益。」政府要求投資公司如此提醒投資人；其實生殖醫學也如此。某個機構或醫師過往的整體成功率，其實不能套用在每個病患身上。這點需要認清，以免對療程結果產生不合理的期待。

迷思二：為什麼懷孕率高低有落差？

建議釐清比較基準。

「聽說做試管嬰兒懷孕率有 7 成，又有人說 4 成，怎麼落差這麼大？」

懷孕率聽似單純，但其實需要深究：指的是每次取卵的懷孕機率？每次植入的懷孕率？或是以患者數量計算的懷孕率？簡單舉兩個例子：

A 小姐此次療程取卵 4 次，植入 3 次後成功懷孕——那麼，每次取卵的懷孕率為 25％，而每次植入的懷孕率 33％，但以人而言是100％；

B 小姐此次取卵 1 次，植入 2 次後懷孕——那麼每次取卵的懷孕率為 100％，每次植入的懷孕率 50％，以人而言同樣是 100％。

所以說，院所指的懷孕率究竟是哪一種呢？對患者來說不僅感受有差異，事實上這三個數字也完全無法放在同一個水平上比較，建議可以先向院所或醫師釐清數字指涉的意義喔！

迷思三：活產率經過政府考核，非常可靠？

仍缺乏一致基礎。

「活產率有經過政府考核，可以視為完全可靠的比較依據？」

所謂的活產指的是寶寶被生下來後，具有正常的生命徵象。而生殖機構的活產率是衛福部評核人工生殖技術的項目之一，不過每年僅有公布全國平均活產率，並沒有公告各家醫療院所的活產率。

為什麼不公布？說穿了，這並不是一個公平的指標，如果院所完全不挑病患，接受許多治療難度高的個案，活產率難免會被拉低；反之，只要挑病患，治療難度低，最後活產率當然比較高。

說出來大家可能不太相信，實務上有些院所確實會挑病人，病情太複雜、年紀太大的患者，院所可能會不收（或沒有能力收）。

我先前有一位病患，治療過程中堅決不透露以前做過幾次試管嬰兒失敗，問到時總是顧左右而言他，直到我成功幫助她懷孕後，她才坦承來找我之前，已經失敗了十次。不想說的原因，正是先前有機構拒絕收治。

這樣的故事層出不窮，也是政府不公告各家生殖機構活產率的原因。一旦具體數字向外界公告，難保院所不會追逐「數字好看」，如此一來困難的個案很可能成為醫療孤兒，醫療專業的本質也蕩然無存。

四、回歸治療核心，量身打造的療程是最快懷孕的途徑

事實上，不管你怎麼挑院所、找醫師，我始終認為，最後能不能成功懷孕的敲門磚，仍要回歸到治療的核心——醫療團隊能不能根據你的情況，提供「量身打造」的個人化治療方案。

從前面的章節許多描述中，讀者應也能深刻體會到，不孕症治療並沒有標準答案，一切都要看個案本身的狀況做全面性診斷與治療。

如果你對於所謂個人化療程、客製化療程還是有點霧煞煞？本章最後將以兩名「外在」條件類似的患者阿惠和小紫，在做試管嬰兒療程中的綜合比較，讓大家更加了解這個概念的精髓。以下讓我們一起體會醫師對於不同疾病和狀況進行思考的過程：

量身打造的個人化療程比較，完全不同的劇情走向

前情提要：阿惠和小紫今年都是 38 歲，身高 160 公分、體重 52 公斤，兩人都沒有懷孕生產過的經驗。

這兩個人的條件看起來很類似，有些人可能以為試管嬰兒治療有差別之處，不外乎就是用藥而已。但經過專業檢查之後，診斷造成兩人不孕的原因完全不一樣，醫師幫兩人規劃的療程就會非常不同。

阿惠：在檢查中，發現阿惠最大的瓶頸與挑戰是 AMH 值僅 1.2，卵子庫存量偏低，我們需要增強卵巢之後對藥物刺激的反應。

因此，我和阿惠溝通後，不急著開始刺激排卵，先使用 2、3 個月的抗壓荷爾蒙及維生素 D3，調整卵巢的狀態。

雖然阿惠在誘導排卵階段已採用標準或較高劑量的藥物，但她的卵巢對藥物的反應確實較差。後來我們決定以集卵的方式，蒐集足夠

的卵子。歷經兩次取卵後，總共取得 15 顆卵子，其中 12 顆成功受精，6 顆培養至 D5 囊胚。

阿惠的胚胎取得實屬不易，加上年齡已屆高齡，我建議她在植入之前可以做 PGS 和 ERA，確保胚胎染色體和著床窗期正常，提升懷孕的機率；最後篩檢出 2 顆染色體數量正常的胚胎，也確認子宮內膜著床窗口期沒有偏移。

除此之外，阿惠還有一個難關是患有子宮內膜異位症和腺肌症，猶如生殖系統一直處於發炎的狀態，逕行植入胚胎只會降低成功著床的機率。所以，我同步讓她使用黃體素一陣子，壓抑異位的子宮內膜組織萎縮，使腺肌症的範圍縮小，等到病灶範圍得到控制後，我再幫阿惠安排胚胎植入，並配合超音波導引的方式植入，降低子宮內發炎組織的干擾。第二次植入 PGS 正常的胚胎後，順利達成懷孕目標！

小紫：小紫的情況比阿惠複雜得多，當她來求診時發現子宮內竟然有 2 顆黏膜下肌瘤，其中一顆已經大到超過 7 公分，造成胚胎不易著床，即使有懷孕也很容易流產。

所以，我趕緊幫她安排切除子宮肌瘤地手術，讓子宮恢復正常功能。趁著術後復原的同時，我也開始處理她的第二個難題，也就是多囊性卵巢，先讓她服用維生素 D3，以降低整個生殖系統的發炎反應。

待手術恢復得差不多後，我開始以中低劑量的藥物誘導排卵，因為多囊的緣故，加上療程發揮作用，她一次就取得 17 顆卵子。

然而，挑戰還沒結束，由於多囊患者的卵子品質通常不太好，而且小紫老公的精液品質也很差，精蟲數量低於正常、活動力又不佳；以上種種都導致受精較為困難。所以，我建議他們接受 ICSI，提升受精率，還不錯的是，共有 9 顆卵子成功受精。

　　只是胚胎先天條件真的比較差，之後只有 3 顆胚胎成功養到 D5
囊胚。討論後他們決定做 PGS，選出染色體數量正常的胚胎。而檢測
結果雖然只有 1 顆胚胎正常，但剛好小紫曾經開過刀，我認為植入單
一胚胎最適合她，比較不會造成身體負擔，我也很小心地植入這顆精
選的胚胎。幸運的是最後這一顆胚胎就讓她成功懷孕了！

　　這兩個案例告訴我們，生殖醫學不是標準化生產的工廠，絕不是
任何患者都盲目地重複「做試管」。

表11-2　量身打造的個人化療程案例比較

	卵巢情況 子宮情況 男方精液情況	前期準備 誘導排卵方式	取卵受精 胚胎培養	植入前準備	植入選擇	優化技術選擇
阿惠	● AMH值 1.2 ● 患有子宮內膜異位症和腺肌症 ● 男方精液品質正常	● 短期使用 DHEA 和維生素D3約 2～3 個月 ● 以標準或較高劑量藥物刺激排卵	● 採取集卵分2次取得 15顆卵子 ● 12 顆受精 ● 6顆培養至 D5囊胚 ● PGS篩檢 2 顆染色體正常	● 使用黃體素治療子宮內膜異位症和腺肌症 ● 檢查式子宮鏡	● 冷凍胚胎植入 ● 以超音波導引方式植入胚胎	● PGS ● ERA
小紫	● AMH 值5.5 ● 患有多囊性卵巢 ● 子宮有2顆黏膜下肌瘤 ● 男方精液品質差，精蟲數量少、活動力差	● 手術摘除子宮黏膜下肌瘤 ● 短期使用維生素D3 ● 子宮手術復原同時，以中低劑量藥物誘導排卵	● 1 次取得 17 顆卵子 ● 9顆受精 ● 3顆培養至 D5囊胚 ● PGS篩檢 1 顆染色體正常	● 檢查式子宮鏡確認子宮有無沾黏	● 冷凍胚胎植入 ● 單一胚胎植入	● ICSI ● PGS

資料來源：作者整理

　　縱使外在條件看起來好像都一樣，只要造成不孕的疾病和狀況不同、精子和卵子品質條件不一樣……，任何微小的差異都可能影響療程的進行，想要依樣畫葫蘆，不適當，也不可能。

　　所以很多患者喜歡問我：「怎麼樣的療程，什麼治療方式最好？」我一律回答：「為你們量身打造的最好！」

好孕醫師答
先了解自己是哪類型的患者，再來選擇適合自己的院所

　　先肯定 Kayla 妳為了懷孕所做的努力！做了這麼多功課。該怎麼挑選醫院，要回歸具體身體情況而定。

　　由於妳已經有一點年紀，多年來還有婦科疾病的問題未根治，所以去婦產科看診已經不適合；接下來，到大醫院生殖中心或是獨立生殖機構就醫都可以，可以根據妳重視的項目，例如有無跨科別資源、醫療支持系統等，再做進一步的選擇。

　　找醫院和醫師的過程中，建議也要多加留意醫師能不能為妳打造量身設計的療程，並與妳充分溝通、討論，取得妳的信賴；而醫院的硬體設備和團隊專業程度也不可忽略。院所成功率倒是其次，畢竟沒有比較的基準。

　　一旦選擇之後，請信任妳的醫師和醫療團隊，並好好遵從醫囑，建立在互信的基礎上，才能讓療程最快達到大家都滿意的結果！

　　希望大家讀完本章後知道：

● 婦產科診所最容易接觸；大醫院附設生殖中心後勤資源多；獨立生殖機構醫療支持系統較完善。

● 挑選醫師和醫院的三個準則為：醫師能否設身處地；醫師能否充分溝通，同時尊重患者選擇；留意硬體設備規格和醫療團隊專業。

● 勿過度迷信醫院自行公布的成功率、懷孕率和活產率，事實上這些數字往往沒有鑑別度。

● 量身打造的個人化醫療是治療不孕症最佳途徑，也是最容易讓你盡快懷孕的方法。

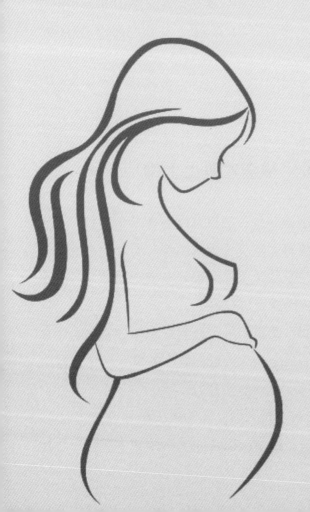

丟掉迷思，正確判斷，好孕到

讀到這裡，我們已經一起在閱讀中走完一輪不孕症療程。恭喜，你對不孕症的理解，已經和讀本書之前判若兩人，不可同日而語！

當你想要懷孕，但發現遇到困難、難以克服，最重要的是排除誤解，建立正確的觀念。而這是這本書可以給你的最大幫助，也是我寫下這本書的原因。

克服你所面對的懷孕困難，一半在於醫師的專業，而另一半，也在於你的認知與選擇。

如果你有錯誤的觀念與期待，你可能會要求醫師進行效果不佳、花錢又傷身的療程，甚至錯失受孕的最後關鍵時期。醫師雖然可能建議，但總得尊重患者的意願。患者觀念的侷限，往往也造成了醫療成果的侷限。

這也是為什麼，我們在本書開頭的序章中，就指出了三大誤解，並在書中依主題逐章說明。

一、正視問題，盡早接受檢查才是上上策

有些夫妻以錯誤的方式避孕許久，卻以為沒有懷孕很正常，其實可能是心裡不願正視問題，將導致錯失治療的時機。有些夫妻發現懷孕困難，卻把注意力放在：該吃些什麼能增加受孕機率？該不該開始運動？殊不知這些問題對懷孕影響充為有限。

有些人則把精力花在養卵、養精，亂吃荷爾蒙和保健食品，不僅無效還浪費時間；有些營養品並不是人人都能吃，吃錯了，不知不覺中反而傷害卵巢功能。

男性讀者也要認知到，生育不是只有太太的事，造成不孕的原因，男性和女性的比例相當，夫妻若備孕一段時間沒有懷孕，盡快一起接

受檢查才是上上策。

二、理性分析網路見解，同時充分與醫師溝通諮詢

進入不孕症治療階段，不少人為求心安，上網查找疾病和治療的相關資訊。患者自己做功課，整體而言也是有益的。不過，網路上的見解不受專家把關，真假摻雜、品質參差；即使出於專業之手，也可能已經過時。患者不該以網路資料為依據武斷地為自己妄作診斷。

例如，生育檢查的原則，應循序漸進，由簡入繁，專業的醫師會視夫妻的實際情況安排建議；患者若因為讀了網路資料而執意下指導棋，往往效果不佳。

治療也是同樣道理，動婦科疾病的手術前，醫師一定會依照患者實況全面衡量利弊得失；醫師也不一定只建議做試管嬰兒，病況單純的患者很可能以藥物促進排卵，或人工授精治療，便能如願懷孕。

網路資訊良莠不齊，只能做為參考，患者應充分與醫師討論，而非盲從網路資訊。

三、他人成功故事不見得適合自己

在社群中與其他求子夫妻交流，相互打氣，是療程中紓壓的好管道。我不會阻止大家加入這些支持性社團，只是要留意，他人的成功故事不見得適合直接套用在自己身上。

例如，確實有人「不得已」採自然週期療法誘導排卵；然而，不做任何處置，等待卵巢自行排卵後取卵，其實耗時又不易成功，這是你樂見的嗎？

其他人囊胚植入成功懷孕，但也有可能，你的胚胎其實更適合早點放回母體，成功率會更高。

植入胚胎後長期臥床更是無須質疑的錯誤，卻見許多人奉為圭臬；此外，在特定情況下做 PGS、ERA，才具效益，進階技術並非人人需要買單的保險。

許多患者過度重視醫療院所公布的成功率、懷孕率、活產率，卻不知道這些數值背後的基礎，可能被誤導。其實人工生殖醫療機構的品質和技術，選醫院，有其他更重要的指標。

四、醫師量身打造療程，讓你少些辛苦，寶寶早點來

在清楚辨識關於不孕症的誤解後，我們也詳盡地討論了身為患者需要了解的相關知識：

第一章至第三章中，我們認識生育困難和不孕症背後的生理原因；

第四章至第六章中，我們探討了不孕症的檢查與治療方案；

第七章至第十一章中，我們相當深入地解析試管嬰兒療程的重要環節，以及成功關鍵因素。

讀完這本書後，你將有充足的知識與醫師溝通討論：如何針對你的情境「量身打造」專屬療程——我始終強調與堅持，這是每對求子夫妻應該得到的診療品質。

大文豪蘇東坡曾以「行於所當行，止於所不可不止」描述撰寫文章；行醫多年，我認為，不孕症治療亦然。不孕症治療中，哪些症狀應深入追究，哪些異常不需即刻治療；哪些卵巢需要強一點的藥物刺激，哪些人則應採取自然排卵機制治療；哪些精、卵需要人工協助受

精，哪些胚胎早一點放回母體為佳……？

這些問題往往沒有對所有人一體適用的標準答案。醫師需要運用自己長期累積的精深專業，針對患者的情境詳細考量，以最適合患者的療程，減少有風險的侵入性醫療，降低整體花費，達到最順利懷孕的目的。

在這個過程中，患者如果不支持與配合，往往讓醫療成果打折扣。醫師的專業很重要，患者的素養，也非常重要。

最後，若你是懷疑自己面臨生育困難的夫妻、或是已屆生育年齡但還沒有生育計畫的女性朋友，請務必及早向專業生殖醫師諮詢。

隨著年齡增長和時間延長，生育能力只會跟著下降。推遲拖延只會造成後續治療之路更為崎嶇，無人例外。

你若已經踏出就醫的第一步，加油！再堅持一會兒，一切都會值得；而還在躊躇不前的人、途中有些困惑、灰心的人，希望本書能成為推你們前行的力量，有信心面對接下來的挑戰，一圓當爸爸媽媽的夢。讓我們一起往對的方向努力，走向幸福。

國家圖書館出版品預行編目資料

不孕症權威醫師的好孕全攻略：教你破解試管嬰兒備孕迷思／何彥秉著. -- 初版. -- 臺北市：商周出版：英屬蓋曼群島商家庭傳媒股份有限公司城邦分公司發行, 2024.01

面；　公分. --（Live & learn；120）

ISBN　978-626-318-818-1（平裝）

1.CST：不孕症　2.CST：試管嬰兒　3.CST：懷孕

417.125　　　　　　　　　　　　　112012726

線上版讀者回函卡

不孕症權威醫師的好孕全攻略：教你破解試管嬰兒備孕迷思

作　　　者／何彥秉
撰　　　文／真識團隊：謝宇程、陳怡樺
責 任 編 輯／王拂嫣、程鳳儀

版　　　權／林易萱、吳亭儀
行 銷 業 務／林秀津、周佑潔、賴正祐
總　編　輯／程鳳儀
總　經　理／彭之琬
事業群總經理／黃淑貞
發　行　人／何飛鵬

法 律 顧 問／元禾法律事務所　王子文律師
出　　　版／商周出版
　　　　　　城邦文化事業股份有限公司
　　　　　　台北市中山區民生東路二段 141 號 9 樓
　　　　　　電話：(02) 2500-7008　傳真：(02) 2500-7759
　　　　　　E-mail：bwp.service@cite.com.tw
發　　　行／英屬蓋曼群島商家庭傳媒股份有限公司城邦分公司
聯 絡 地 址／台北市中山區民生東路二段 141 號 2 樓
　　　　　　書虫客服服務專線：(02) 25007718．(02) 25007719
　　　　　　24 小時傳真服務：(02) 25001990．(02) 25001991
　　　　　　服務時間：週一至週五 09:30-12:00．13:30-17:00
　　　　　　郵撥帳號：19863813　　戶名：書虫股份有限公司
　　　　　　讀者服務信箱 E-mail：service@readingclub.com.tw
　　　　　　城邦讀書花園 www.cite.com.tw
香港發行所／城邦（香港）出版集團有限公司
　　　　　　香港灣仔駱克道 193 號東超商業中心 1 樓
　　　　　　電話：(852) 25086231　　傳真：(852) 25789337
　　　　　　E-mail：hkcite@biznetvigator.com
馬新發行所／城邦（馬新）出版集團【Cite (M) Sdn. Bhd】
　　　　　　41, Jalan Radin Anum, Bandar Baru Sri Petaling,
　　　　　　57000 Kuala Lumpur, Malaysia
　　　　　　電話：(603)90578822　　傳真：(603)90576622
　　　　　　E-mail：service@cite.my

封 面 設 計／徐璽設計工作室
電 腦 排 版／唯翔工作室
印　　　刷／韋懋印刷事業有限公司
總　經　銷／聯合發行股份有限公司　電話：(02)2917-8022　傳真：(02)2911-0053
　　　　　　地址：新北市 231 新店區寶橋路 235 巷 6 弄 6 號 2 樓

■ 2024 年 1 月 9 日初版

定價／420 元

Printed in Taiwan

城邦讀書花園
www.cite.com.tw